糖尿病一定有救

[暢銷修訂版]

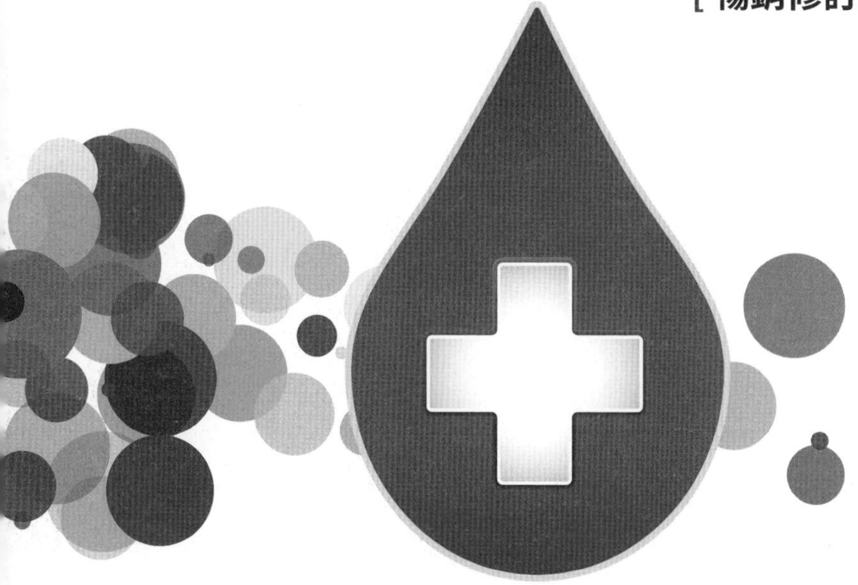

糖尿病で寝たきりにならないための血管マネジメント

內場廉／著　楊孟芳／譯

前言

糖尿病讓我飽受10種併發症的折磨，這樣做，糖尿病一定有救！

我是個醫生，但也飽受多種糖尿病併發症的折磨，你們可以叫我「史上最差勁的糖尿病患者」。

最糟的時候，我的體重高達120公斤，糖化血色素則超過11%。除此之外，我現在還在做腹膜透析。

本書是一位「重度糖尿病患」所寫的糖尿病健康書。不過呢，我可不是治療糖尿病的專科醫生，但也正因如此，才看得到專業人士所看不見糖尿病的另一面。

了解糖尿病真相，實踐3大習慣，一定會改善！

在日本，連同高危險群在內，糖尿病患者多達2千2百萬人，這個看似稀鬆平常的文明病，究竟有多恐怖？我將按著親身經歷，以及所掌握的最新資訊為各位解答。另外，本書也會詳細介紹幫助我逃離死神魔掌的3個健康新習慣。

我不希望大家重蹈我的覆轍，所以希望各位都了解糖尿病的真面目，並儘早身體力行我每天都在實踐的3個習慣。相信這3個習慣將可以幫助大家有效控制糖尿病，展開全新的生活。

內場廉

糖尿病，其實是一種「血管脆弱病」！

糖尿病是「血液中的葡萄糖不被細胞吸收，導致血糖過高」而引發的疾病。

經由飲食所攝取的醣類，會被全身細胞吸收，轉化為能量使用。此時，位於胰島的β細胞，會分泌一種名為「胰島素」的荷爾蒙，在細胞表面與受體結合，幫助細胞吸收葡萄糖。

進食後，藉由胰島素的作用，葡萄糖會被肝臟、肌肉及脂肪細胞吸收，讓血糖值降至正常值。一旦胰島素分泌不足，或受體敏感性不佳，胰島素無法發揮正常作用（稱為「胰島素阻抗」），葡萄糖就不能被細胞吸收，導致血糖含量升高。

像這樣葡萄糖無法順利代謝，導致血糖值超標的狀態，就稱為高血糖。**一旦高血糖慢性持續，就會形成糖尿病，造成全身血管內壁受損，變得脆弱**，進而引發各樣併發症。

※血糖指的是「血液中的葡萄糖」。經由飲食所攝取的醣類，會被分解成葡萄糖後，再釋放到血液裡。血液中的葡萄糖濃度，以「血糖值」表示。

※胰島素是一種降血糖值的荷爾蒙。如果血液中存在過多沒有被利用的胰島素，就會造成「高胰島素血症」，這是引發動脈硬化的主因。

目錄 Contents

第2章

糖尿病不是胖子的專利，瘦子更要小心！——你不可不知的致命真相！

第3章

糖尿病，其實比癌症更可怕！——默默逼近的隱形殺手，如何奪走你的健康？

第4章
只是胖了點，動脈卻加速硬化中！——造成腦中風的危險因子，竟是糖尿病！

第5章 3個好習慣，救我脫離鬼門關——量血壓＋量體重＋先吃蔬菜，糖尿病還有得救！

第6章

改善糖尿病，靠自己最好！——如何和菸酒、藥品相處，善用健檢維持健康？

第7章

好好保養「血管」，老來不怕病來磨——實現「幸福臨終」理想，傳承子孫「健康遺產」

第1章

小看糖尿病，
老來一身全是併發症！

一個醫師罹病20年的慘痛自白

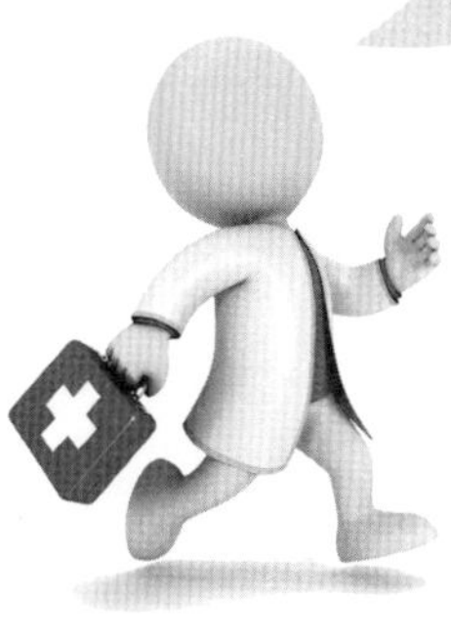

糖尿病威脅生命的程度，和癌症一樣可怕！

「我才20、30歲，應該跟糖尿病扯不上關係吧？」

「糖尿病，不是只要控制血糖就好了？很簡單呀！」

各位，您是不是小看了糖尿病，覺得糖尿病一點都不可怕呢？

就算醫生告訴你得了糖尿病，因為不會痛，也不覺得有什麼大礙，就覺得根本不需要治療。更何況，你根本忙到沒有時間去醫院。

我說的沒錯吧？我很了解一般人的心態，因為，我以前也是這樣，我就是那個小看了糖尿病的人！

在日本，疑似罹患糖尿病的人約為9百萬人，糖尿病高危險群粗估為1千3百萬人，兩者相加約是2千2百萬人。也就是說，日本每6人就有1人罹患或疑似罹患糖尿病，40歲以上更是每3人就有1人是糖尿病患者。

更可怕的是，這個數字是10年前的1.6倍之多，患者數呈現逐年攀升的趨勢。儘管如此，在各地醫療院所接受治療的患者數，卻僅占罹患者的10分之1而已。

別小看糖尿病！5年內存活率不到50％

糖尿病蔓延的情況這麼嚴重，為什麼接受治療的人卻這麼少呢？是不是因為大家都太小看糖尿病了？反正你有我也有，身旁的人都是糖尿病患者。

「每個人都有，那就不覺得可怕了。」你是不是這麼想呢？

各位一定還不了解糖尿病真正可怕的地方，**糖尿病一旦惡化，就會導致嚴重的併發症，5年內存活率不到50％，它威脅生命的程度，其實和癌症一樣**。老實說，我自己就是個正面臨生死存亡關頭的糖尿病重症患者。

話說回來，「糖尿病」這名字取得實在不怎麼樣，無法讓人望文生義，一看就了解這是什麼樣的疾病。

糖尿病並不是「尿液中有糖」這種曖昧不清的病，而是會導致血管脆弱、破裂的危險疾病，我認為改稱「血管脆弱病」，才更能凸顯出它的真面目。

讓你不知不覺一腳踏入棺材的「隱形殺手」

談糖尿病的可怕之前，我想先讓各位知道——疾病有2種。

各位聽到「疾病」，腦海裡會先想到什麼？吃個3天藥就會好的感冒？還是早期發現，馬上手術切除病灶的癌症？多數的人恐怕會想到這種只要找醫生，大概就能治好的病。

然而，這個世界上卻還存在著另一種形態的疾病。

這種型態的疾病惡化卻不得而知，等到發現時，早已得病超過幾10年，身體變得一團糟。**在血管突然阻塞、破裂，整個人倒下之前，患者本身幾乎沒有自覺症狀。最具代表性的就是糖尿病、高血壓，以及接連產生的腎衰竭。**

糖尿病，其實遠比大家所想的恐怖得多。我雖然是醫生，卻也是經歷過多重併發症，史上最糟糕的糖尿病患者，而且我死到臨頭才知道覺悟。

我不希望各位步上我的後塵，所以開始之前，先談談我的糖尿病史吧！

30歲就得糖尿病！「洗腎、吞降血壓藥」讓人生慘不忍睹

記得第一次被診斷出糖尿病時，我才30歲。雖然是發生在自己身上的事，但記得不是很清楚，因為儘管我是醫生，卻對糖尿病卻一無所知，也不覺得有什麼可怕。

我的身高182公分，體重超過140公斤，糖化血色素高達7.2％。**（血糖狀態的一項指標，超過5.2％為糖尿病高危險群，6.1％以上則極可能已罹患糖尿病。）**

當時我還在麻醉科當實習醫生，每天在手術室裡幫病患麻醉。因為只是個小實習醫生，理所當然地得留下來輪值加班，更何況那個時代還是大家搶著加班，想盡辦法多接觸一些病例的時代。

我每週一到五早上7點就得進手術室，為當天的麻醉做準備，如果自己負責的手

術提早結束，還得去支援其他耗時的手術。即便當天沒有值夜班，晚上8、9點才到家也是家常便飯。

愛吃油炸物、餐餐快速解決的人，都要注意！

因為實習不支薪，週末還必須打工貼補家用，比較像樣的休假，只有難得出現一次的第5週週末。在這樣忙碌的生活中，若說有什麼樂趣，那就是「吃」了！到現在我依然難以忘懷，松尾食堂的牛丼、中村餐廳的油炸拼盤、急診室前的麻辣咖哩烏龍麵店……。我常在手術結束後，抽出5分鐘衝出去，再衝回來，是典型「吃太快」的人。

傍晚回到醫務室時，常會看見1、2個沒人吃的便當。我是個大食量的胖子，看到有多的便當，自然是心懷感謝地接收。每天晚上9點過後，還會去熱鬧的地方吃飯、喝酒，享受烤雞肉串、燒肉、火鍋，再來個豚骨拉麵，為當天畫下完美的句點。直到半夜1、2點才回到家，稍微瞇一下6點就又起床，趕在7點前進手術室……。

我的 20 年抗糖生涯

自從 30 歲診斷出高血糖開始，我的漫不經心、有恃無恐，使得 10 年後併發症接二連三襲來，過著手術再手術的慘痛日子。

1988年	30歲	被診斷出高血糖
1991年	33歲	電腦斷層掃描發現腦部有紅豆般大的栓塞
1998年	40歲	開始胰島素治療 腎臟產生病變，開始治療高血壓
2005年	47歲	飲食控制，開始減重
2007年	49歲	自己除去鼻瘜肉
2008年	50歲	鼻瘜肉復發
2009年	51歲	1月 → 住院接受腹膜透析 4月 → 鼻竇炎手術
2010年	52歲	8月 → 白內障病發，左眼手術 12月 → 右眼手術 6～12月 → 以雷射手術治療視網膜病變 12月 → 腹膜透析導管出口處變更手術 12月 → 治療睡眠呼吸中止症
2011年	53歲	1月 → 產生動眼神經麻痺 2月 → 拔掉 3 顆牙 10月 → 開始血液透析

肉照吃、酒照喝，糖尿病？管他的！

在這麼不健康的生活中，我在打工的綜合醫院發現自己得了糖尿病。有一天身體突然覺得不舒服，請內科醫生幫忙看了一下以後，這位醫界大前輩告訴我：

「你得了糖尿病。」

雖然身體不舒服和糖尿病沒什麼關聯，但仔細想想，我會得糖尿病其實一點也不奇怪。雖然我身高182公分，體重卻在135～145公斤上下，體重這麼重，不得糖尿病才怪。

那時，醫生對我說：「**讓我們一起對抗病魔吧！**」我雖然嘴巴上說好，但根本沒把它當一回事。

為什麼那時我沒辦法勇敢地面對糖尿病呢？理由有好幾個：第一，我不可能因為糖尿病就請假早退。另外，糖尿病需要控制飲食，再也不能大吃大喝，這點讓我很抗拒。

而且，**最關鍵的因素是，雖然患有糖尿病，但我並沒有感到任何不方便。**

40歲時，體重急速下降，難道是「糖尿病好了」？！

往後的10年，我沒有接受任何治療，對自己的飲食也毫不在意，大口吃喜歡的食物，喝酒喝到三更半夜，每天過得快樂似神仙。

然而我快40歲時，卻發現自己的身體開始出現異狀，140公斤的我沒有刻意控制飲食，體重卻不斷往下掉。

「說不定糖尿病好了？」我抱著不切實際的期待接受檢查，才發現糖化血色素竟超過10％。那時我才剛開始做胰島素治療，大概早上跟中午各4個單位。

雖然糖化血色素超過10％，我也沒有任何驚嚇的感覺，因為除了口渴必須常喝茶以外，並不覺得有什麼困擾。

不只是我，每個當醫生的人都很少做健康檢查。醫院沒有積極鼓勵我們做健檢，而且就算有人叫我們去做，我們也不會照做。我開始每年做健檢，是去長野縣舊大崗村工作以後的事了。

一旦成為公務員，每年都會有健檢通知寄到你家。不去健檢，信就會一直來，所以只好心不甘情不願地乖乖接受健檢。

直到要「洗腎」才幡然悔悟，還來得及嗎？

這個時候開始，我才覺得自己的健康情況不佳，尿液中開始出現蛋白，一般來說尿蛋白要呈陰性（－）才算正常，而我卻是（2＋）。

我的腎臟原本就是比較畸形的馬蹄形，學生時代醫生就曾警告過我，說我的腎功能有點差。後來糖尿病影響到腎臟，以驚人的速度急速惡化。

我很緊張，開始想控制血壓，**因為維持腎功能的第一要務，就是「降低血壓」**。雖然病情已壞到這個地步，但我依然不接受飲食控制，認為如果吃藥能改善的話，那就吃藥就好了！

因此開始拚命吞降血壓藥，努力將收縮壓控制在 120 mmHg 以下。這時我也認真研究血壓，不過卻萬萬沒想到，我的肌酸酐值會從 1.2 升到 1.6，再飆至 2.0 mg/dl。

2005 年 10 月，47 歲的我有遲早必須做血液透析（俗稱洗腎）的覺悟。說老實話，**即使到了這個節骨眼，我還是沒有太大的危機感，因為我沒料到洗腎會造成那麼大的困擾。**

腎衰竭最嚴重時，「先吃蔬菜療法」救我一命

2005年10月，是我的減重史上最難以忘懷的一段時期。那時，我參與了京都府立醫科大學吉田俊秀醫師「高麗菜減重法」的演講。

聽完演講後，我很自然地想要試試看。為什麼在腎衰竭最嚴重的時候，突然想要減重？連我自己也不明白。也許是陷入恐慌狀態了，覺得自己一定得做些什麼。

「到底該做什麼呢？治療糖尿病？總之先減肥吧！」當時的我是這樣想的。

2005年12月，我開始減重。糖尿病加上腎衰竭，讓飲食療法變得難上加難。當時的我體重122公斤，糖化血色素11.1％。

這次減重「高麗菜」是最大功臣，不過每天只吃高麗菜，實在是讓人覺得厭膩，

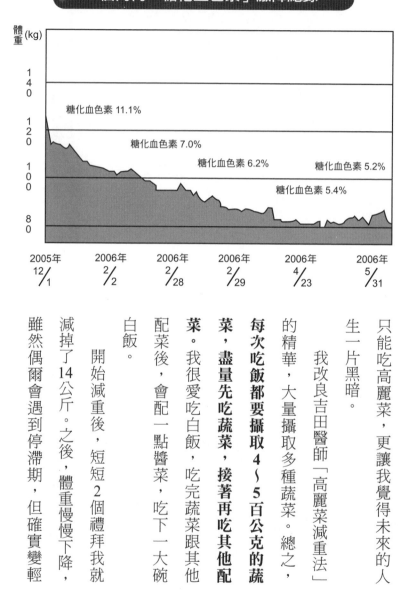

6 個月內「糖化血色素」激降紀錄

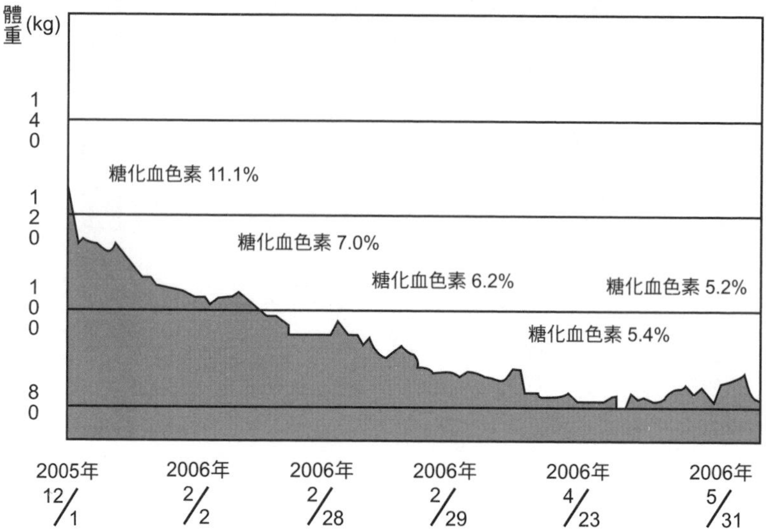

只能吃高麗菜，更讓我覺得未來的人生一片黑暗。

我改良吉田醫師「高麗菜減重法」的精華，大量攝取多種蔬菜。總之，**每次吃飯都要攝取4～5百公克的蔬菜，盡量先吃蔬菜，接著再吃其他配菜**。我很愛吃白飯，吃完蔬菜跟其他配菜後，會配一點醬菜，吃下一大碗白飯。

開始減重後，短短2個禮拜我就減掉了14公斤。之後，體重慢慢下降，雖然偶爾會遇到停滯期，但確實變輕許多。

同時，我的糖化血色素也戲劇性地一路往下滑（參見上表），並且成功地在6個月內減了42公斤。

要攝取占總熱量50％～60％的醣類，又要避免飯後血糖急遽升高的情形產生，我發現用餐順序相當重要，於是開始實行「先吃蔬菜療法」。開始這個飲食療法後，我親眼見證自己的體重減輕，連糖化血色素也下降了。

那時的我每天都要打40單位的胰島素，因為開始出現低血糖症狀，我索性把胰島素全都停了。現在我什麼藥都沒用，每個月的糖化血色素約在4.2～4.7％之間。

徹底改善飲食習慣，檢查數值卻不降反升？

就在我暗自竊喜：「照這樣努力下去，說不定腎衰竭也會停止惡化。」時，肌酸酐值卻不如預期，一點一點地升高了。

接著，我開始挑戰低蛋白、低鹽的飲食習慣，盡可能不吃自己最愛的肉類，調味也只使用最自然原始的湯頭，口味盡量清淡。**到了這個階段，飲食療法也開始變得有趣，因為只要努力就會有回報，成果每天都反映在體重、血壓等數字上。**

當然，酒我也都戒掉了。既然要減重，晚上還喝酒的話，就實在太愚蠢了！偶爾參加喜宴喝個幾杯，隔天體重就一定會增加1公斤左右，要把這1公斤減回來，需要花上1個禮拜的時間。一想到這，我就漸漸地不愛喝酒，現在的我已經是滴酒不沾了。

習慣飲食療法之後，我還頗能享受低蛋白食物與減重生活。然而天不從人願，肌酸酐值卻還是持續往上攀升……。

到底是為什麼？收縮壓維持在120～130 mmHg，蛋白質量攝取量也依照體重，每1公斤攝取0.6公克，鹽分則是每日4～6公克，對腎衰竭有效的藥幾乎都有服用，為什麼肌酸酐值還是一點一點地朝6.0 mg/dl直線逼近呢？

等到我察覺這好像是「遺贈效果」時，已經是我50歲的時候。遺贈效果（Legacy

Effect）通常用來形容正面事物，在這裡我用來表示：**「過去曾被病魔腐蝕的痕跡，對日後健康造成的影響。」**雖然現在我的血糖控制得很好，但糖尿病病魔可沒那麼輕易就放過我。

嚐盡苦頭，還是走上洗腎、尿毒症一途

「說不定明年此時，我就必須開始洗腎了。」有了這層覺悟，我決定和自己的腎臟，來一次最後的國外旅行。我開始計畫年底出遊，然後就帶著僅有的一點積蓄到美國洛杉磯、拉斯維加斯去了。

在旅途中，我吃盡了苦頭。尿毒症讓我全身不適，兩腿浮腫，光走路就痛得不得了。連觀看難得的賭城跨年煙火秀，也不舒服得快暈過去。

回到日本後，我放棄掙扎乖乖就醫，主治醫生安慰我：**「你努力到現在，已經做得很好了！」**但這時的我尿毒症已經惡化，引發酸中毒了。

多年努力，讓我以為度過了糖尿病的危機

2009年1月中，我住院了，開始腹膜透析。透析可分為「腹膜透析」、「血液透析」以及將兩法併用的「混合療法」。我選擇腹膜透析，最大的理由是可以在家進行，如果選擇血液透析，就必須每週跑3次醫院。

我的體重因為腎衰竭曾經復胖到90公斤，但才開始腹膜透析後就又掉了8公斤，維持在82～83公斤之間，這是因為尿毒症及尿量減少所造成的浮腫問題解決了。

但之後我竟然太過得意忘形，想說乾脆利用這個機會，試著把體重減到80公斤以下，於是再度開始飲食療法。因為不希望大家模仿，所以過程就不再詳述了，直接告訴大家結果──因身體不適中途放棄。這次愚蠢的減重，就在醫師訓誡之下，草草地畫下句點。

後來，我的體重一直維持在84～87公斤，每個月的糖化血色素也差不多在4.2～4.7％之間。雖然早上血壓略微偏高，但我以為自己幾乎克服了糖尿病的危害。

可怕！「腎病變、白內障、神經麻痺」，原來都和糖尿病有關！

我真正開始「打從心底」覺得糖尿病很可怕，是在2010年。在這一年內，我接二連三被糖尿病的各種併發症襲擊。

關於糖尿病腎病變的部分，就如同之前提到的，我靠腹膜透析來治療。**除了腎病變以外，我還經歷了各種併發症：糖尿病視網膜病變、糖尿病性白內障、牙周病、睡眠呼吸中止症、動眼神經麻痺、下肢知覺障礙，以及因免疫力差所造成的各種感染症、腹膜透析導管感染、灰指甲……等**。

接下來，我想稍微談一下，我跟這些「小惡魔」交手的經驗。

「牙周病」、「蛀牙」不單純，一定要注意！

我以前牙齒不太好，我說「以前」，是因為最近一年我抱著必死的決心，拔掉了3顆蛀牙的緣故。

事情的開始是在2007年，我還沒開始做腹膜透析前。右邊的鼻子裡開始出現奇怪的感覺，經常多摸個幾下就流鼻血，之後還流出有惱人臭味的鼻水，因此我判斷自己長了鼻瘜肉。於是，我去找耳鼻喉科醫生診治。

所謂鼻瘜肉，是指鼻竇上增生的菇類般白色腫塊，又名「鼻痔」。常與慢性鼻竇炎及過敏性鼻炎合併產生，我以前就曾因鼻竇炎造成鼻腔黏膜發炎。**糖尿病患者特別容易引起發炎症狀**。

「你這個病，不動全身麻醉手術就治不好喔！」

「對了，內場醫生，你是不是腎臟不太好？」

醫生猜對了，這時正巧是我決定放棄掙扎，差不多要開始洗腎的時候。他清楚明白地說：「你如果不做透析治療，我沒把握讓手術成功。」

牙齒脫落、嚴重蛀牙，我卻選擇了忽視

到頭來我還是逃不掉。於是我決定接受一種名為SMAP的預先植入腹膜透析用導管的手術。植入手術完成後，我邊做電腦斷層掃描、內視鏡等手術前檢查，邊接受保守性的藥物治療，等待導管手術的傷口癒合。

耳鼻喉科醫生告訴我：「為了排除癌症的可能性，有必要再做一次檢查。這次沒發現骨頭被破壞，應該只是單純的鼻瘜肉。對了，你的牙齒不好吧？」

因為我右上方大臼齒的填充物在3～4年前脫落後，就開了一個大洞，每次吃西瓜，種子常會卡到牙縫裡去。左下方大臼齒的牙根也露出半截，搖來晃去的，還有左邊的犬齒，也因為嚴重蛀牙斷掉一半。

「我得了齒性上顎竇炎嗎？」

「有那個可能性。」醫生回答。

總之，我是為了做這項全身麻醉手術，才開始腹膜透析的。在10天的住院期間內，我順利完成右上顎竇刮除術。簡單來說，就是將右鼻竇裡的發炎蓄膿，全部清除乾淨的手術。

那手術之後，我有沒有去看牙醫治療蛀牙呢？沒錯，你猜對了！人都是好了傷疤忘了疼！我本來就很怕看牙，所以我假裝沒這3顆蛀牙，繼續「擁抱」糖尿病加洗腎的生活。

▼蛀牙蛀到骨頭都沒了，居然還影響到呼吸道？

2010年4月，右邊的鼻子又開始產生惱人臭味，「**天哪！該不會鼻瘜肉又復發了吧！**」我連忙用胃鏡一照，看到的卻全都是膿！

一擤鼻涕，大概每10次會有1次，約1～1.5公分像是結痂般的東西混合著鼻水流出來。而且，這個小東西流出來的那一天，鼻子都會臭得不得了。

我猜這個結痂原本應該蓋在某個傷口上，因為脫落了，黏液才會汩汩流出。我很怕看醫生，東想西想，煩惱了好久，直到老婆大人一聲令下，才又耳鼻喉科報到。

「沒什麼問題，至少上顎竇看起來很乾淨。」耳鼻喉科醫生表示。那到底是什麼讓鼻子產生陣陣臭味？

「可能是牙齒細菌感染造成骨髓發炎。」也就是說，**因為蛀牙侵蝕骨頭，影響了呼吸道。**

▼糖尿病患者，有蛀牙、口臭一定要妥善處理

在洗腎前我繼續追問：「把蛀牙給拔了，臭味就會消失不見吧？」

「或許可行，但不確定有效。」但是，除了拔掉這可疑的蛀牙外，我再也想不出別的辦法了，所以我痛下決心去找交情不錯的牙醫。

拔牙前，先拍了X光。看得出骨頭已被侵蝕殆盡，但在牙齒根部附近並沒有囊腫，看起來只是一般的蛀牙。沒想到把牙拔掉後，牙根下竟有個大囊腫。太好了！說不定我的鼻臭問題可以因此治好。

牙齦的大量出血大概在2個小時後就完全停止了，但只要一擤鼻子，還是會有大量鮮血流出來。就這樣斷斷續續了2天後，疼痛跟臭味總算消失了。

糖尿病患者一旦蛀牙，實在是太可怕了！如果持續出血，說不定還會引起敗血症，想到這裡我忍不住脊椎發涼。糖尿病患者的人，大多有口臭問題，各位糖尿病病友們，如果有蛀牙的話，請務必要好好治療！

「視網膜病變、白內障」讓我的雙眼差點失去光明！

2010年5月，我換了新駕照。本來我對自己1.5的視力感到驕傲，但在監理處做了視力檢查後，視力竟然只有0.6，讓我面子都丟光了。

技師還跟我說：「您可能需要去看一下眼科。」

現有的病已經夠可怕了，我不停地胡思亂想，最後決定去內科主治醫師介紹的眼科醫院檢查，結果診斷出我有「糖尿病性白內障」。

這對我來說無疑又是一大打擊，幫患者檢查耳朵時，就像喝湯時眼鏡起霧一般，不管看什麼都是一片白茫茫，根本無法好好看診。

▼為了重見光明，必須過著「眼睛一直動手術」的日子

之後，讓我陷入了更大恐慌的是，原本控制得宜的視網膜病變，也惡化成「增生性視網膜病變」。

為了治療視網膜病變，我曾經做過3次左眼、4次右眼的雷射手術，每次手術大約是150發雷射，「咻」一地就這樣打向眼睛，讓我的眼睛底部有股無法言喻的疼痛。

視網膜病變如果不治療，遲早會失明。第7次雷射手術結束後，我總算躲過失明的危機。

白內障是容易發現的疾病，視野會很明顯變得白茫茫地、畏光，接著漸漸看不到東西。不過，只要開刀治療，眼睛又能重見光明。

2010年8月，我動了左眼的手術，半年後，右眼也開始出問題了。

「**你的白內障變嚴重了，光靠雷射無法解決，惡化速度看起來相當快。**」因為醫師這麼說，右眼也做了白內障手術，之後又動了一次雷射手術。

就這樣，花了半年的時間做完白內障及視網膜手術後，我的心情輕鬆許多。

「神經麻痺」讓我雙眼無法聚焦、視茫茫！

就在我覺得可以安心的時候，眼睛又出問題，雙眼無法正常聚焦。

將一隻手指往前伸，會覺得：「**哇！兩隻手指重疊在一起！**」看左邊的東西時，只有一個，看右邊時卻有兩個！

我以前修過腦神經病學，直覺可能是MLF症候群。如果沒錯，就真的糟糕了！那表示腦幹有出血症狀。我連忙打電話給腦神經外科醫師。

檢查後，醫生對我說：「核磁共振攝影看不出哪裡有異常，應該是糖尿病性的動眼神經麻痺吧！」

什麼？又是糖尿病惹的禍！**糖尿病末稍神經麻痺，大多3個月內可以治好，手腳麻痺及知覺障礙很難治，但眼部麻痺還蠻容易治療的。**雖然發病1個月後，右邊東西看起來還是重疊的，但漸漸地可以看得清楚，不會模糊不清了。

糖尿病患者的「足部健康」很重要！

我跟香港腳在一起的時間，比跟我老婆還久。最早是從我大學時代開始的，當時的我雖然還沒發現自己有糖尿病，但已經有皮膚科的指導老師警告我：「如果你得了**糖尿病，你的香港腳就一輩子都治不好了！**」之後的30年間，香港腳時好時壞，腳趾的皮膚常常脫屑剝落。

糖尿病患者剪腳趾甲時，需要特別留心。第一，趾甲剪得太深會因為神經功能障礙，而不會有痛的感覺。剪太深趾甲太短，很容易流血。最壞的情況是，傷口感染造成組織壞死。因此在我的診所裡，年長者要剪趾甲時，一定是由我親手幫他們剪。

▼努力照顧雙足，才不會面臨截肢的命運

曾聽說有位患者，剛開始是足癬，後來演變成糖尿病組織壞死。這位患者好幾年都不敢把鞋脫下來，直到有一天，終於下定決心把鞋脫下來，才發現腳趾都不見了。

另外，我的一位大前輩也有類似的經歷。他不小心將實驗用的液態氮灑到腳上導致凍傷，他雖然是醫生，卻沒有發現自己得了糖尿病，最後凍傷惡化，造成組織壞死，只好將腳踝骨以下截肢。

從以上幾個例子，我深深感受到糖尿病患者的足部照顧何等重要。

最近4年左右，不知在什麼時候，我一部分的腳趾甲感染了皮癬菌。或許是因為

上了年紀的關係，每到冬天，我的腳跟就會龜裂。事實上，**糖尿病患者常因為自律神經失調，汗腺功能變差，而造成足部乾燥粗糙。**

如果隨便用手指去剝龜裂的地方，一定會疼痛流血，最嚴重還會導致組織壞死。所以，我非常努力地照顧我的足部。

10個糖尿病患者，就有3人有「睡眠呼吸中止症」

睡眠呼吸中止症候群與糖尿病的併發率很高，根據睡眠呼吸中止症候群的最新研究顯示，在第2型糖尿病患者中，約35.8%的人併發睡眠呼吸中止症候群。在眾多糖尿病併發症中，最近才被診斷出來的，就是睡眠呼吸中止症候群。

睡眠呼吸中止症候群究竟哪裡恐怖？首先，**白天會出現難以克制的嗜睡情形，尤其在開車及開會時特別嚴重。不過，「血壓降不下來」與「猝死」才是最恐怖的。**

「每天晚上都這樣下去，總有一天會斷氣。」我認真地看待這個疾病，立即開始接受治療。我的睡眠呼吸中止症候群是「阻塞型」與「中樞型」的混合，每晚都戴正壓呼吸器，讓鼻子到肺部維持有4～8 mmHg輕微壓力，以確保呼吸道暢通。

「睡眠呼吸中止症候群，只不過是半夜呼吸會暫時中止的一種病。」很多人可能都這麼想，小看了睡眠呼吸中止症候群，但它其實是非常恐怖的一種併發症。

糖尿病無法根治，必須做好終身奮戰的覺悟！

在每天和糖尿病併發症奮戰的生活中，又發生了一件雪上加霜的事。以前我一天的排尿量約為250～500毫升，最近一年每天卻都只有50毫升。雖然持續在做腹膜透析，但我切身感受到腎臟的確在惡化。

此外，由於腹膜透析導管產生出口處感染，所以我還做了導管出口變更手術。就這樣，2010年我好幾次徘徊在鬼門關前，幸運地撿回了一條命。雖然糖化血色素數值變好了，也只不過表示我的身體狀態「稍微」好了一些而已。

「早期治療」很重要！10年後才覺悟，難逃洗腎命運

糖尿病並不是血液的相關數值變好了，就表示病好了。「AGE」這個會引起糖尿病併發症的關鍵致病物質，害我身體許多地方都接二連三出問題。

AGE是蛋白質和血糖結合而成的物質，全名為「高度醣化終產物」，可以說是醣類燃燒後的灰燼。血液中多餘的醣類，會藉由醣化作用與血管壁的蛋白質結合，附著在體內細胞上，持續傷害身體，直到細胞死亡。

我的血糖值控制得不錯，這5年來持續下降，可是因為這個AGE，糖尿病在看不見的地方，偷偷地惡化了。

一份始於1997年名為「UKPDS」的研究，讓我更加沮喪。這份研究結果帶給醫師

及糖尿病患者莫大的衝擊，徹底顛覆了我們的想法。

這項研究將第2型糖尿病患者，分成傳統療法（飲食、運動等）與強化療法（藥物）兩類加以治療，並持續追蹤20年，結果發現使用強化療法的病和，雖然糖化血色素明顯下降，但在總死亡率、心肌梗塞的發病率方面卻沒有明顯變化，在腦中風的發病率方面，竟然更加嚴重！這種結果真是令人難以置信。

讀到這裡，各位也許會問：「**既然控制血糖，血管病變還是會產生，那麼是不是不用控制血糖了？**」

20年後，你想過多健康的生活？

幸好，這項研究並不是到這裡就結束。之後，研究人員不再分組對照研究，持續對病患進行追蹤調查。不到2年，他們就發現傳統療法與強化療法的數值差異消失了，但10年之後，無論總死亡率、心肌梗塞，甚至是腦中風的發病率，強化療法的預後情況都比傳統療法要來得好。

這項結果代表什麼意義？它告訴我們：**若以10年為期思考糖尿病，血糖控制並不具有多大的意義；但站在20、30年的長期角度來想，「早期控制」是相當相當重要的。**

像我這樣想亡羊補牢的人，若是置之不理的時間過長，就算後來再認真、治療得再徹底，都無法消除身體對荒廢時期的記憶，這就是我前面提到過的「遺贈效果」。

為什麼身體會記得荒廢時期的事呢？老實說，我並不清楚。大概是因為AGE一直殘留在體內，一點一點地侵蝕身體，大大地損壞我的健康。

如果我早在20年前就開始治療的話，應該可以免於洗腎，也不用活在5年存活率50％的恐懼之下了！不過現在才這麼想，已經為時已晚。

3個健康習慣，讓我順利活到今日

在癌症治療方面，時常聽到「5年存活率50％」這句話，意思是**生病5年後存活的機率為50％**。

因為糖尿病惡化而需要洗腎的人，以及發生血管病變的人，他們的5年存活率也是50％。然而。隨著醫療進步，癌症的治癒率越來越高，但糖尿病卻變得更加棘手，這就是現實。

我再問大家一次：你是不是太小看糖尿病了？酒照喝，肉照吃，別人叫你運動，你忙到沒辦法動。對，一切都是「沒辦法」！反正不痛不癢。

糖尿病看起來沒什麼大不了，但若是放著不管，死亡就近在眼前。為了避免悲劇發生，首先，請立刻開始我正在實踐的「3個健康習慣」。這些習慣將半隻腳踏進棺材的我，一步一步地從鬼門關給救回來。

這3個習慣是——「每天早上量血壓」、「每天早上量體重」、「吃飯先吃蔬菜，多攝取植物性食物」。

除了長期受糖尿病影響，胰臟呈現疲勞狀態的人以外，其它患者光是這麼做，就能讓糖化血色素明顯下降。就連健康狀況這麼差的我，都有顯著的進展，我周遭的許多病友也是如此。

雖然打擊率不是百分百，但很多人都因此變健康了。**而且，只要父母有這個習慣，孩子自然能培養一樣的好習慣，不會得到糖尿病！**只要這麼想，一切努力就值得了。

我鼓勵所有人都來實踐，所以在我居住的大岡地區，這3個習慣已變得相當普及，其中已經有不少人擺脫了注射胰島素的生活，只靠飲食控制血糖。

● 還覺得糖尿病沒什麼？這本書，紀錄了你20年後的恐懼！

大概在25歲左右，我就罹患了糖尿病。之後的20年都放任不管，直到近來才開始積極治療。

這5年來，糖尿病表面看起來是被我馴服了，但其實還是兇惡狂暴。它造成了高血壓、血脂異常症、腎衰竭、糖尿病視網膜病變、糖尿病性白內障、睡眠呼吸中止症、右眼神經麻痺、足部甲癬、足部知覺障礙等併發症，就如同前文所述，多到數不清！

目前，我只能盡人事，聽天命，做最大的努力看能不能擠進那50%，但其實我內心蠻恐懼的，真的很害怕！

這本書，記錄著20年後你的恐懼，也介紹了克服恐懼的方法。

我透過自身經驗，得到了2件很珍貴的寶物。第一個是我親身體驗了患者的痛苦、煩惱，以及容易犯下的錯誤，得到感同身受的能力。另一個則是，這7年來我努力控制血壓和體重，減少糖、鹽的攝取，這已經成為不變的習慣，並會代代相傳下去。

對抗糖尿病，是一場全面戰爭！請正視它！

在我的枕頭旁，放有兩台機械，一台是 APD 全自動腹膜透析機，會在夜晚自動進行透析；另一台是 CAPA 持續性正壓呼吸器，可在睡覺時幫助我呼吸順暢。

孩子們看到我睡覺的樣子，常笑我是「在補充能量的外星人」。現在時代真的很進步，假使沒有這些藥物及機械的輔助，我想我可能早就離開這個世界，變成真的外星人了！

我們所要對抗的，不只是糖尿病，還有潛藏在它背後的魔鬼——動脈硬化。這場戰爭的對手，無影無形，無感無痛，使得我們和子子孫孫都在不知不覺中成了它的俘虜，變得不堪一擊，彷彿是與幽靈為敵，看不見未來。

寫這本書，是希望我的經驗能成為各位讀者的人生借鏡。現在開始還不嫌太晚，請馬上身體力行！借重先端醫療的力量，動用所有資源努力打這場總體戰吧！

第2章

糖尿病不是胖子的專利，
瘦子更要小心！

你不可不知的致命真相！

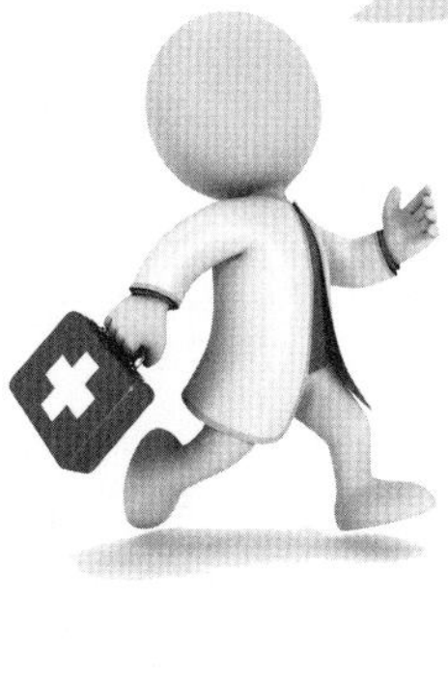

「瘦的人」其實更可能得糖尿病！

什麼樣的人會得糖尿病？各位是不是覺得糖尿病是「肥胖者」專屬的疾病呢？在這裡，我提供一份很有意思的資料。單看數據，可以發現糖尿病患者豈止不胖，甚至可說很瘦的人明顯多出許多。

糖尿病追蹤調查顯示，日本糖尿病患者的BMI高峰集中在22.5～23.0之間。很驚訝的是，這些人一點也不胖，甚至幾乎是標準體重。

糖尿病是肥胖者的疾病嗎？答案是否定的。糖尿病患者7～8成都是不胖的人。各位想想親戚朋友中，患有糖尿病的人胖嗎？如果很胖，應該都是40～60歲左右，比較年輕的患者吧？老實說，我覺得70歲以上的肥胖型糖尿病患者，反倒相當少見。

糖尿病與肥胖的關聯性

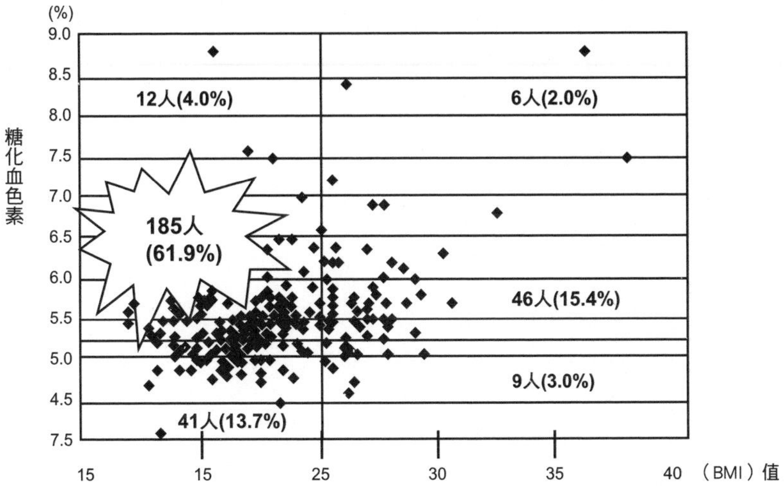

生活不同，糖尿病種類也不同

瘦的人得糖尿病，究竟是為什麼呢？要說明這件事，就必須要回溯到很久以前。

首先，我要跟各位說清楚，我不是糖尿病專家，也不是人類學家，在這2方面我所具備的知識，都只是廣泛閱讀所得來的。

人類最早出現在距今約20萬年前的非洲，大約4萬年前，以中亞為起點開始大遷徙。

北上的人，就是現在的歐洲人。從他們的膚色，我們能想像得到，歐洲大地那時日照時間短，土壤貧瘠不適合耕種。一般認為，他們很早就學會了畜牧，以乳類和肉類為中心的動物性食品為生。

另一方面，一路向東前進的人，就是現在的亞洲人。剛開始，他們在荒涼的野地採集動物們剩下的食物，勉強靠著昆蟲、貝類、果實等熬過飢餓，然後漸漸進入農耕生活，學會一整年計畫性地保存糧食的飲食生活。

北上開始畜牧的歐洲人，與到溫暖的東方學會農耕的亞洲人。如此不同的飲食環境，造成二者在進化上產生了許多差異，其中之一是糖尿病的形態不同，另一個則是囤積脂肪的能力不同。

亞洲人瘦的糖尿病患者較多的原因，可以從這裡略窺一二。

為什麼亞洲的「糖尿病患」特別多？

1萬年前就開始親近動物性食品的歐洲人，據說在中世紀一天就已攝取270公克的肉，以及約60公克的脂肪。

這些動物性蛋白質與動物性脂肪，只要少量攝取就能提供莫大能量，沒有任何食品能比它們對人類生存更有幫助了。

而且，歐洲人的胰臟也因為這些脂肪多的食品，進化成能分泌大量的胰島素。**胰島素幫助細胞吸收醣，但脂肪卻會抑制胰島素的作用，於是，胰臟只好分泌更大量的胰島素，努力讓細胞吸收醣。**

換句話說，攝取乳類及肉類等脂肪多的食物，就必需讓胰臟發達，分泌大量胰島素。

也就是說，現代歐洲人是經歷了數千年與脂肪的戰爭而生存下來的、一群不容易得糖尿病的子孫。

另一方面，亞洲人的祖先則主要是攝取薯類、果實、雜糧等植物性食物。作為能量來源的穀類，是由多個單醣聚合而成的多醣類，消化和吸收都很耗時。吸收慢，胰島素分泌自然也就慢。

此外，我們也推測出他們極少攝取脂肪。數千年以來，亞洲人的飲食生活中，脂肪量都很少，直到最近才漸漸歐美化，所以胰臟並不像歐洲人那麼發達。

亞洲人跟歐洲人相比，胰島素分泌能力大約只有歐洲人的50％～75％。另外研究也發現，**胰島素分泌能力較差的亞洲人，只要長期接觸歐美的飲食方式，胰島素分泌能力也會跟著提高。**

「年輕人」得糖尿病的事實，逐年增加

前面的說明透露一個事實，那就是亞洲人非常容易肥胖。

從中亞北上的人，也就是現今歐美人的祖先，他們維持高脂肪、高蛋白質的飲食已超過1萬年以上。

我們認為他們對於面前的食物，總是盡可能地大量食用，並將能量以皮下脂肪的方式儲存，以備飢餓時使用。

因此，歐洲人進化成皮下脂肪的細胞數目非常多，可大量囤積脂肪的體質。也就是說，他們對於肥胖的「耐受性」極強。就算胖也還算健康，只要不要過胖，就不會因肥胖而生病。

這樣吃，讓亞洲人天生易胖？

另一方面，亞洲人又是怎麼樣的情形呢？我們以農耕為中心，在下次收穫期來臨前，不得已只能過著省吃儉用的生活。我們的飲食方式是節約型的，可以儲存的脂肪少，自然就進化成體內脂肪細胞數量少的體質。

然而，這基因在衣食豐足的現代，可就造成了災難。首先，節約基因一多，只要稍微吃多一點，就會發胖。

根據目前為止的研究，發現擁有1種節約基因的人基礎代謝量會減少2千大卡，擁有2種節約基因的人，則會減少3千大卡之多。

過多的能量一旦進入體內，內臟脂肪和皮下脂肪細胞，就會開始囤積脂肪。如果本來脂肪細胞的數目就多，就可以將過剩的能量儲存起來；相反地，倘若數量不多，特別是內臟脂肪細胞，就會開始分泌壞的荷爾蒙，加速肥大。

亞洲人本來可以容納脂肪的空間就小，所以內臟脂肪細胞很容易肥大；相反地，

歐美人容納脂肪的空間天生大得不得了，所以可儲存較多的脂肪。因此，歐美人即使胖得十分誇張，也不容易得糖尿病。

「瘦子型糖尿病」最棘手，血糖就是降不下來！

大多數的歐美糖尿病患者，BMI都在30以上。我想可以很切確地說，**在歐美，糖尿病就是肥胖者的疾病。**

但是在亞洲，卻是瘦的人得糖尿病。亞洲人胰臟功能較弱，無法大量分泌胰島素，所以在變胖之前，糖尿病就先來敲門了。

最讓醫生們覺得棘手的，正是這種「瘦子糖尿病」。無論飲食療法、降血糖劑或胰島素療法，通通無效的病例比比皆是。

我看過許多病患努力進行飲食療法，血糖值卻還是高居不下，其中很多更是銀髮族，配合胰島素治療一天就要挨4次針，相當麻煩。

目前我採取的是配合飲食攝取的糖量，適度補充胰島素的治療方法，但說得容易，做起來卻沒那麼簡單。

我的病患裡，糖尿病患者大多都已經是80歲以上高齡的老婆婆，只要她們的糖化血色素能控制在6.5％左右，我就不會勉強她們做進一步的血糖控制。

最大的問題是那些瘦子型、約50～60歲的患者，這些人沒有暴飲暴食，但血糖就是很難控制。

這些人因為不胖，所以根本沒想過自己會得病，直到做健康檢查，才突然被告知得了糖尿病。如果這些人年輕時就很胖，會怎麼樣呢？當然，會造成糖尿病提早發病。說不定不久以後，亞洲人得糖尿病的年紀，會提早到20多歲也說不定！

糖化血色素超過5.2%，動脈硬化就會找上你

胖子，終於也有比較佔便宜的時候了！因為只要瘦下來，糖尿病及其他血液檢查數值全都會跟著改善。

我研究在我的診所進行肥胖治療，43名成功減重5公斤以上患者的血液資料，發現他們的糖化血色素、血糖值、血壓及三酸甘油酯，全都獲得大幅改善。也就是說，不管是糖尿病、高血壓，還是高血脂，只要瘦下來，就極有可能變好。

但是，瘦的人就不一樣了。特別是糖尿病會因為胖或不胖，導致命運大不同。

為什麼肥胖者的糖尿病較好控制，而瘦的人卻很難控制呢？將糖尿病比喻成車子來說明的話，就是以下這樣的情形。

「減重5公斤以上」患者的血液資料

以下為我的診所 43 名成功減下 5 公斤以上病患的血液檢查資料，由此可知，肥胖者光是瘦下來，各項檢查數值就能大幅下降。

	接受肥胖治療前	接受肥胖治療後
體重	67.17	60.97
BMI	28.02	25.57
收縮壓	137.72	132.86
平均血壓	104.70	100.16
脈搏壓	56.70	54.05
脈搏數	* 66.83	66.00
糖化血色素	* 6.19	5.63
空腹血糖值	123.03	100.00
總膽固醇	199.16	184.70
壞膽固醇	102.00	96.84
好膽固醇	61.23	63.20
三酸甘油酯	163.74	109.42

對糖尿病來說，胰臟相當於是引擎。胖子得糖尿病的情況，是卡車車體裝了小卡車用的引擎；而瘦子得糖尿病，卻是小卡車車體用一副故障引擎。因此，肥胖者只要減重，把車體變成小卡車的大小，就能以小卡車的引擎來驅動。

但是，**瘦的人或吃什麼都不會胖的人，不管你加油還是猛踩油門，這台車都動不起來，因為引擎根本是壞的。**

就像是最標準的有顆脆弱胰臟的亞洲人，不管你用藥物還是別的療法，胰臟都很難分泌胰島素。瘦子的糖尿病，就是這麼嚴重。

●糖化血色素介於5.2％～5.8％，是糖尿病的「高危險群」

在此，我們稍微來談一下「糖化血色素」。

糖化血色素（HbA1c）由葡萄糖與血液中的蛋白質——血紅素（Hb）結合形成，血液中葡萄糖含量越多，就越容易形成糖化血色素。

紅血球的壽命約為120天，所以，**糖化血色素被認為可以反映出最近2個月的平均血糖狀態**。一般來說，糖化血色素超過6.1％，就是罹患了糖尿病。

有做過健康檢查的人都應該知道，只要糖化血色素高於5.8％，就會被判斷成異常。那麼，為什麼「代謝症候群健診」，會把異常標準降低，設在5.2％呢？

因為代謝症候群健診的目的，就是要發現動脈硬化的高危險群，而一般健檢則是要找出疑似罹患糖尿病的人。同樣是健康檢查，因為目的不同，標準自然截然不同。

那麼，糖化血色素介於5.2％～5.8％之間的，是什麼樣的人呢？

調查糖化血色素5.2％以上的病例後發現，他們的飯後1～2小時的血糖值，幾乎都高於180mg/dl，是飯後高血糖型患者。

也就是說，**糖化血色素介於5.2％～5.8％之間的人，雖然仍未罹患糖尿病，但已經是糖尿病的高危險群，和一般糖尿病患者一樣，極有可能引發心肌梗塞及腦梗塞。**

糖尿病高危險群不要慶幸！你很危險！

許多人聽到自己是糖尿病高危險群時，都覺得還用不著緊張。我認為「高危險群」聽起來實在不太適當，給人一種「還不是糖尿病，所以可以放心」的印象。

其實一直到5～6年前，我都還會對糖尿病高危險群患者說：「**太好了！你還不是糖尿病，讓我們一起努力，避免病情惡化吧！**」不過，要是以後還這樣跟患者說，說不定哪天會因此被告上法院呢！

糖尿病會造成哪些大問題呢？它容易引起微血管病變、腦中風及心肌梗塞。

最近有份研究報告，長期追蹤糖尿病與糖尿病高危險群患者，結果發現兩者導致腦中風及心肌梗塞的機率幾乎不相上下。也就是說，**從糖尿病高危險群階段，動脈就開始漸漸硬化，而且速度和糖尿病患者一樣快**。

討論到這裡，各位可以看出2個嚴重的社會問題。

第一個問題是，非肥胖者很難透過健診早期發現疾病，容易成為漏網之魚。

根據某地339位民眾健檢結果顯示，非肥胖型糖尿病高危險群占了6成以上，但這些人卻沒辦法透過健診發現疾病。而且，目前的診斷標準容易使社會大眾產生誤解，以為「只要不胖就沒問題」。

另一個問題是，糖尿病高危險群患者目前可以用的藥物不足。這些患者無法擁有足夠的醫療資源，只能一味地以飲食與運動控制血糖，還不如乾脆得糖尿病，能獲得充分的治療。

因此，被診斷出是糖尿病高危險群，可不是值得慶幸的事。

跟大家吃一樣的東西，「糖尿病」就會找上你

就如之前提到過的，判斷血糖值的標準為糖化血色素5.2％。各位覺不覺得就算是為了預防，這個標準也太過嚴苛了嗎？

我受日本各地方政府的委託，負責整理健診的資料。看了許多資料後，我發現受檢者的平均值超過5.2％的區域相當多。換句話說，參加健檢的人約有半數，糖化血色素都超過5.2％。

不管怎麼說，這個標準實在太嚴格了！一開始我也這麼認為，但糖尿病專科醫師的一席話，令我豁然開朗。

他說：「內場，你不要吃太多、喝太多。吃飯只吃8分飽的話，糖化血色素

就根本不會超過5％吧！如果飲食習慣不良，當然就會超過啊！」

我恍然大悟，回頭看看自己的飲食習慣，於是我開始戒酒、開始以植物性飲食為中心，養成先吃蔬菜的習慣，把原本高達11.1％的糖化血色素降到4.2％。

小心！「普通」的飲食習慣更容易引發糖尿病

對了，我有個小故事想跟大家分享。有一位60多歲的男性患者，因為有糖尿病、高血壓、高血脂前來看診，為了方便治療，我就請他前來住宿。

服藥1天2次，飲食1天3餐，還要求他下午要散步，再配合高劑量的降血壓劑、史塔丁及長效型胰島素。10天後，他的體重減輕了3公斤，糖化血色素從9.0％降到7.5％，飯後血糖值也從350mg/dl下降到160mg/dl。

就這樣大概過了3個月，某一天，我偶然聽到他和親戚抱怨現在的生活：

「這裡吃的比山上的廟還差！」

老實說，我聽了相當吃驚。除了吃驚，還有一點「原來如此」的感覺。

一般人的飲食，原來那麼危險。很久以前開始，大家就說慢性病是由生活習慣混亂所引起的。**「在這個時代，跟大家吃一樣的東西，過著普通的生活，就一定會得到糖尿病！」這是最新常識。**

「現在我們處的狀態，就像是集體闖紅燈一般危險。」我不由自主地開始這麼想。

飲食習慣「歐美化」，讓現代人都生病了！

談到這裡，我們再來複習一下亞洲人的飲食生活。

如同之前提到的，最近數千年以來，歐美人的體質，已經變得能夠對抗大量的高脂肪，但我們卻直到最近才開始參與這場戰鬥。

目前，我們的飲食越來越全球化。最近這60年以來，亞洲人的飲食生活被改造成以小麥為主的飲食生活。曾經有一段時期，人們歧視從老祖先那一代傳下來的米飯等傳統食物，認為是文化水準較低的食物。因為經歷過那樣的時代，現在我們越來越少吃米飯，糧食自給率竟然連40％都不到。

相反地我們現在吃的食物，約60％都是外國進口食品，脂肪攝取量暴增為從前的4倍，**醣類則從多醣類變成單醣類，穀物也越來越精緻化，使得胰島素難以發揮作用的環境，以及血糖值容易升高環境**，兩者就像在較勁誰比較糟糕一樣，越變越糟，範圍也越擴越大。

再加上基礎代謝降低，成為壓倒駱駝的最後一根稻草。脂肪和熱量增加，基礎代謝卻減少，這樣下去會發生什麼事？在未來等你的，當然就是肥胖了！但是，在變胖之前，你還必須先對抗糖尿病這個大魔王。

「高澱粉」、「高脂肪食物」，是糖尿病大敵！

糖尿病，顧名思義，是多餘的糖被排到尿液中的一種疾病。「**只要醣類攝取量增加，糖尿病患者就會爆增。**」這樣的觀念似乎已經滲透到社會各個角落了，然而，真的是這樣嗎？

根據資料顯示，**1946年醣類平均攝取量是80.6%，但2000年卻驟減至57.5%。**雖然如此，現在跟以往醣類的成分可是大大不同。以往醣類主要來自主食的穀類與薯類，大部分都是消化吸收需要花上許多時間的多醣類，因此，血糖上升較慢，胰島素的分泌也較慢。

然而，**在現代生活中充斥著砂糖等精製過的醣類，以及果糖等容易吸收的醣類增**

亞洲人營養攝取的變化圖

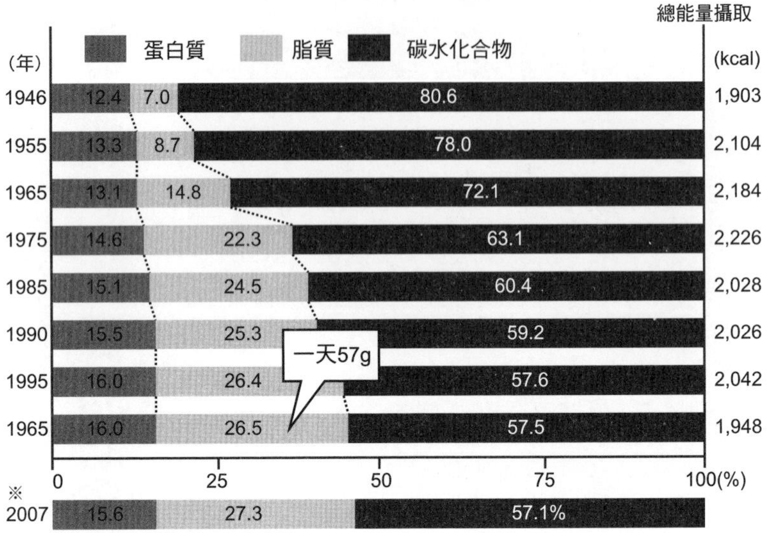

加，容易造成飯後血糖急遽攀升。

飯後高血糖會傷害血管，成為引發心肌梗塞、腦梗塞等大血管疾病的起因！

另一個嚴重的問題，則是關於脂肪的攝取量。亞洲人自古就少極少攝取脂肪，根據推測數據顯示，最近1萬年左右的每日攝取量，大概在10～14公克之間。然而，現代亞洲人的脂肪攝取量，卻連歐美人也望塵莫及。

每日脂肪攝取量增4倍！糖尿病犧牲者越來越多

1946年到2000年區區50幾年間，我們每日攝取的脂肪量就增加了4倍。也就是說，我們現在正身處前所未有的脂肪風暴中。

另一方面，1977年美國發表了麥高文報告。因為心臟病及癌症的死亡率居高不下，醫療費用支出大到快要壓垮國家財政，為了渡過經濟危機，美國政府編列1千2百億美元的預算，動員3千位專家，花了長達7年的時間進行大規模調查。

結果發現，美國人雖然營養過剩，但身體必需的營養素卻不足，因此造成了空前的減肥熱潮。之後，市面上開始出現零脂肪的奶製品，肥肉的消費量也劇減。於是美國為了解決多餘的肥肉，開始逼迫各國開放牛肉進口。

1980年之後，日本人的總膽固醇直線攀升，美國人和日本人的膽固醇出現大逆轉。一直以來維持植物性飲食習慣的日本人，接受高脂肪食物的大量洗禮後，一個個成了糖尿病的犧牲者。

●糖尿病分3種，你是哪一型？

糖尿病分成2類，第1型是無法分泌胰島素，第2型則胰島素無法發揮作用。然而我覺得第2型糖尿病，似乎可以再細分成2種：與第1型糖尿病相當類似，胰臟β細胞被徹底破壞的類型，以及胰島素無法應付身體所需的類型。

綜合以上，我們可以將糖尿病大略分成下列3種：

❶幾乎無法分泌胰島素

↓大部分是第1型

❷可以分泌少量胰島素，但只要稍微肥胖，就會導致胰島素作用不足

↓亞洲人型第2型糖尿病

❸可以分泌大量胰島素，但是胰島素難以發揮作用

↓歐美人型第2型糖尿病

原本胰臟功能就弱、胰島素分泌能力不佳的亞洲人，一遇到高脂肪食物的大量洗禮，就容易產生胰島素阻抗。

這時，就算體內分泌胰島素，也無法幫助細胞吸收血糖，為了讓血糖值回歸正常，胰臟只好分泌更多的胰島素，結果就是讓胰臟疲勞過度，造成糖尿病病發。

為了下一代的健康，請從現在改變生活習慣

如果要分析我自己的狀況，我算是肥胖型糖尿病，也就是β細胞還活著，胰島素卻供不應求的類型，按照上述分類，屬於歐美型第2型糖尿病。

如果持續放任不管，**萬一我的孩子繼承了我的基因，又學習我的生活習慣，且忽視疾病不積極治療，將來肯定也會變成上百公斤的大胖子**。

我開始血壓管理、體重管理、飲食習慣改善之後，最大的好處就是發現自己過去錯誤的想法，甩掉笨重的身體，向我的孩子證明我做到了！

第3章

糖尿病，其實比癌症更可怕！

默默逼近的隱形殺手，
如何奪走你的健康？

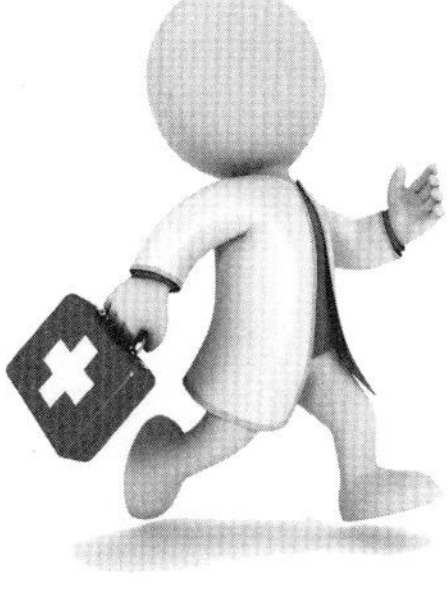

每天正常飲食，為什麼還是得了糖尿病？

糖尿病是「血液中葡萄糖增加過多，卻無法減少」的疾病。為什麼這個病會是個問題呢？因為過多的血糖會傷害全身血管，引起各種併發症。

併發症當中，有可能會造成截肢的「組織壞死」、有具失明風險的「視網膜病變」，以及放置不管遲早需要洗腎的「腎病變」。更嚴重的話，還會導致大血管受損，引起心肌梗塞及腦中風。

葡萄糖是細胞能量的來源，是一種十分重要的營養素，如果無法供給至全身細胞，細胞就會因為缺乏能量而死亡，這意味著人將無法活下去。然而，這麼重要的營養素，一旦增加太多，對身體也會有不好的影響。

「血糖」究竟扮演什麼角色？

那麼，血糖究竟是什麼？為什麼會增加太多呢？首先，讓我們先來思考一下，這個會造成糖尿病的「血糖」吧！

五穀根莖類、水果及砂糖等食物中，含有大量的醣類。經由飲食攝取的醣類，會被消化酵素分解成葡萄糖，再從小腸進入血液中。而血液中存在的葡萄糖，就稱為「血糖」，以數字來表現就是血糖值了（單位為mg/dl）。

進入血液裡的葡萄糖，大部分會被送往肝臟，轉化成容易儲存的形式，儲存於肝臟細胞內。**沒有被肝臟儲存的葡萄糖，則被儲存在肌肉與脂肪組織中；儲存在脂肪的葡萄糖，就是我們所說的「三酸甘油酯」**。

進食後，因為血液中散布著大量葡萄糖，血糖值會急遽升高，於是肝臟開始快速吸收葡萄糖，轉化為肝糖。肝臟吸收不完的葡萄糖，則被肌肉及脂肪細胞吸收，所以飯後2～3小時之後，血糖值就會下降，回到與飯前相同的數值。

在睡眠等非進食狀態下，血糖值會急遽降低，這時先前儲存的肝糖就派上用場了，它們會轉化回葡萄糖以穩定血糖，並被當作能量運用。

像這樣，將飲食得來的葡萄糖，適當地作為能量源使用的現象，稱為「糖代謝」。**如果糖代謝不順暢，使得血液中的高血糖長期持續，就稱為「糖尿病」**。

「胰島素」運作，會左右你的健康！

糖代謝是由複數個荷爾蒙共同負責。血糖一降低，身體就會分泌昇糖素、腎上腺素、皮質醇，幫助血糖升高；血糖一升高，身體則會分泌胰島素，使血糖下降。

由此可知，**幫助血糖升高的荷爾蒙有好幾個，但能讓血糖下降的荷爾蒙，卻只有「胰島素」而已**。這個唯一能使血糖下降的荷爾蒙，是什麼樣的荷爾蒙呢？

胰島素是由胰臟裡的胰島β細胞所分泌，胰島素和細胞表面的「胰島素容受體」結合後，會向細胞發出「請吸收葡萄糖」的訊號，促使細胞吸收葡萄糖。就像鑰匙和鑰匙孔一樣，胰島素一和容受體結合，細胞的門就會打開，讓葡萄糖進入細胞中，使得血液裡的葡萄糖變少，血糖因此下降。

無論葡萄糖多麼想進入細胞，只要胰島素不分泌，或者不和胰島素容受體結合，吸收葡萄糖的門就不會打開。結果，葡萄糖只能留在血液中，造成血糖升高。

倘若血糖只是乖乖待在血液中，那麼人類歷史就不會出現「糖尿病」了！**殘留在血液中的葡萄糖，會一邊破壞血管，一邊在全身循環，成為動脈硬化加速的原因。**

由此可知，會不會得糖尿病的關鍵就在於「胰島素」，如果胰島素能正常作用，那麼這個世界上就沒有人會得糖尿病了。

胰臟會判斷血糖多寡，調節胰島素的分泌量，讓血糖值維持穩定。過程可以整理為：**進食→葡萄糖進入血液中，血糖升高→胰臟製造胰島素，分泌到血液裡→血液裡的葡萄糖被細胞吸收→血糖下降。**

「無法分泌大量胰島素」是亞洲人的通病？

「胰臟能力的好壞」是一項關鍵。就如第2章介紹過的，亞洲人的胰臟不像歐美人那麼發達，不僅胰島素分泌量少，分泌速度也十分緩慢。

其中，有天生胰臟β細胞脆弱的人，也有免疫細胞會將β細胞當作敵人攻擊的人，這兩種型都屬於第1型糖尿病。

第1型糖尿病通常會在年輕時發病，但近幾年來，也有過了中年以後，自體免疫細胞才去攻擊β細胞的病例，但這種病例並不多見，所以令現代人恐慌的，不是這種第1型的，而是第2型糖尿病。

就像前面說的，亞洲人的糖尿病可分成：「胰島素分泌量極少」的第1型糖尿病、「無法分泌大量胰島素」的亞洲人型第2型糖尿病，以及「能分泌大量胰島素，但胰島素作用不佳」的歐美人型第2型糖尿病。

●糖尿病有很多種，了解原因才能對症下藥

亞洲人胰島素分泌能力天生就差，最近數10年更開始攝取脂肪多、對身體負擔較大的飲食，使得β細胞根本沒時間休息。長期讓β細胞過分工作、浪費胰島素的結果，就造成胰臟過勞、β細胞數目減少、作用變差等後果，於是胰島素無法正常分泌，不是分泌量過少，就是分泌的時機太晚。

此外，亞洲人先天追加分泌也比較慢，要是β細胞受損，分泌就更趨緩慢，容易形成血糖上昇後，胰島素才開始慢慢分泌的情形，導致時間落差，血糖值居高不下。

β細胞的功能一旦變差，沒那麼容易就恢復正常。目前，**世界上有各式各樣的糖尿病治療藥物，卻沒有半種藥物能讓β細胞復原，再度正常分泌胰島素。**

除了胰島素分泌異常外，還有一個更嚴重的問題，那就是「胰島素阻抗」。胰島素必須與細胞表面的容受體結合，細胞才能吸收葡萄糖，萬一無法順利與容受體結合，那麼無論分泌多少胰島素，都無法發揮作用，這就是胰島素阻抗。

近年來我們的脂肪攝取量增加整整4倍，激增的脂肪量，就像大洪水般襲來，使身體無法適應，因此而產生胰島素阻抗的人也越來越多。這對糖尿病患者激增，簡直是火上加油。

究竟你的糖尿病，是因為「胰島素分泌異常」所造成？還是因為「胰島素阻抗」而引起？你必須徹底了解，才能對症下藥。

餐後血糖遲不降，「心血管疾病」機率多2倍

2010年日本政府將之前僅供參考的「糖化血色素」，改列為糖尿病的診斷標準。在這之前，「血糖值」是診斷糖尿病的唯一基準，可是在執行上，常常出問題。常有人忘了空腹，或健檢前刻意減重，健檢後再大吃大喝的情形，導致檢查結果失準。

因此，我們才需要糖化血色素。**糖化血色素不會因為2～3天的飲食控制，以及健檢當天有沒有吃早飯，而大幅變動**。萬一測得的糖化血色素超過6.1％，醫生就可以直接參考患者的經常血糖值、空腹血糖值及症狀之有無做出診斷。

關於糖尿病診斷的詳細程序，在此就不加贅述了。我衷心希望大家都能知道，這世界上存在2種人：一種是「盡可能地避免病患增加，對於某些事情睜一隻眼閉一隻

糖尿病診斷標準

血糖值	空腹時＞126mg/dl，或飯後2小時＞200mg/dl / **糖尿病** 空腹時126～110mg/dl，飯後2小時200～140mg/dl / **高危險群** 空腹時＜110mg/dl，且飯後2小時＜140mg/dl / **正常**
糖化血色素	＜5.2% **正常** 5.2%～6.1% **需要指導(應注意)** ≧6.1% **建議進一步診斷(糖尿病的可能性極高)**

眼的醫生、或希望醫生睜一隻眼閉一隻眼的患者」；另一種則是「想要在還沒有任何症狀、還非常健康的階段，就能防患於未然，創造美好未來的人」。

你是哪種人？你的醫生跟醫療團隊又是哪一類？我希望各位能好好想清楚，設計出一份自己與家人健康的未來藍圖。最後，我將診斷標準歸納如上表。

無視「飯後高血糖」，會賠掉你的命

說到與糖尿病相關的熱門話題，就屬「飯後高血糖」了。進食後，葡萄糖進入血液中，雖然會導致血糖上昇，不過胰臟會迅速分泌胰島素，讓細胞吸收葡萄糖，使血糖下降。然而，**胰島素功能一旦產生異**

常，飯後就算過了2小時，血糖也遲遲不會下降。這種情況，就稱作「飯後高血糖」。

有沒有飯後高血糖，只要做一下「葡萄糖耐受性」測驗，馬上就能知道。葡萄糖耐受性測驗，是以喝下含葡萄糖的果汁2小時後的血糖值為判斷標準，低於140mg/dl屬正常，200mg/dl以上為糖尿病，而介於正常跟糖尿病之間的中間地帶，則稱作「飯後高血糖（IGT）」。

國內外流行病學調查及大規模臨床實驗發現，即使飯前的空腹血糖正常，**只要飯後的血糖偏高，罹患心血管疾病的機率，就會提高2倍以上。**

不管是空腹高血糖，還是飯後高血糖，都會被歸納成「糖尿病高危險群」，可是根據研究結果，我們發現飯後高血糖引起心肌梗塞及腦梗塞的危險程度遠遠高出許多。

為什麼飯後高血糖會加速動脈硬化？最近有多項很有意思的研究結果發表，可以幫助我們找到答案。

「飯後高血糖」會加速動脈硬化，造成腦中風

如果讓高濃度的糖在血管中流動，一種名為「單核球」的白血球就會大量堆積在血管壁上，這種單核球附著現象，就是動脈硬化的開端。

附著在血管壁上的單核球，會滲入血管裡的內皮細胞中，吞食沉積在內皮細胞的壞膽固醇，並形成斑塊，促使動脈硬化。

然而，不只是這樣，在單核球開始附著到動脈硬化的過程中，高血糖扮演了扣板機的角色。血糖反覆急遽升高，容易造成單核球附著，引發動脈硬化。我們將這個現象，稱為「葡萄糖尖峰現象」。

糖尿病高危險群大多都有飯後高血糖，這麼一想就不難理解，為什麼高血糖的糖尿病患，與飯後高血糖的正常人，2者在心血管疾病的發病率上幾乎沒有差距。由此可知，抑制血糖值的急遽上升，對於守護全身血管健康來說，十分重要。

手腳易麻、腸胃不好？小心糖尿病已經上身

就算被宣告罹患糖尿病，大部分的人也是不痛不癢。若不定期健康檢查，等到發現時，恐怕已得病超過10年、20年了，就算沒有自覺症狀，疾病仍持續惡化，即使身體全是毛病，等到產生嚴重併發症時，糖尿病早已惡化得令你後悔莫及了。

沒有症狀的恐怖疾病，一不留神就奪走健康！

腎病變、視網膜病變及神經病變，可說是糖尿病的3大併發症。3者都是微細血管和神經，因為醣類而產生的病變。

其中，比較早出現症狀的是神經病變。末梢神經及自律神經病變會導致手腳麻

痺、感覺障礙、腸胃功能不全、汗腺異常、男性性功能障礙等各種問題。

糖尿病患者容易受到感染，因此只要受點小傷，就會導致細菌入侵，加上末梢神經麻痺而缺乏痛覺，容易因為延遲治療而出現組織壞死，甚至到需要截肢的地步。因此，**糖尿病患者必須時常留意自己的腳趾的狀況，絕不能忽視小傷。**

糖尿病視網膜病變，是視網膜和玻璃體的微血管變得脆弱，受損出血的一種疾病。它會引起視網膜剝離，嚴重者甚至會失明，還可能併發白內障、青光眼等眼疾。

腎臟腎小球中的微血管若產生障礙，就會引發腎病變。這時因為腎臟的過濾功能下降，產生蛋白尿及全身水腫等症狀，若沒有及時治療，遲早惡化成腎衰竭，最好走上洗腎的不歸路。洗腎患者中，糖尿病腎病變者年年增加，2009年就已經高達45%。

● 這些恐怖併發症，10年後才會陸續爆發出來

糖尿病會傷害全身血管，我將它稱為「血管脆弱病」也是原因於此。血液裡的葡

萄糖濃度一高，血管內側就會受損，身體為了修補傷口，會凝固血液，導致血管阻塞。因此，血流容易停滯的微血管就會接二連三地死亡，微血管分布密集的眼睛及腎小球，之所以容易產生病變，也是因為這個緣故。

這些併發症，必須等到發病後5年、10年後，才會慢慢顯現出來，在那之前，患者幾乎沒有任何自覺症狀。因此，我們需要定期檢查，早期發現，才能早期治療。

此外，大血管病變也在背後偷偷進行著，動脈硬化、腦血管疾病（腦中風）、缺血性心臟病（心肌梗塞、狹心症）……，**這些攸關性命的重症會在出其不意時突然發病，而大血管的動脈硬化，更是從糖尿病高危險群階段就開始了**。

「脂肪肝」是糖尿病的高危險群，別掉以輕心！

在葡萄糖的代謝上，肝臟扮演著很重要的角色。因此，總是攝取大量醣類使得肝臟過度操勞的人，以及飲酒過量導致肝功能變差的人，他們身體控制血糖的功能也會變差，造成肝臟吸收葡萄糖的能力下降，血糖高居不下。

常聽到有人說：「我沒有糖尿病，但我有脂肪肝！」如果你也有脂肪肝，請特別注意，有一種看法認為：**脂肪肝是糖尿病高危險群**。

脂肪肝可以大致分成2種，一種是飲酒過量引起的，另一種則是不是。但絕大多數脂肪肝，都是飲酒造成的。

雖然酒精在體內很容易燃燒，但過程中會產生一種名為NADPH的物質，造成三酸甘油酯代謝困難。此外，由於身體處於能量過剩的狀態，所以比三酸甘油酯容易燃燒的物質，會大量在體內循環，最後囤積體內，形成啤酒肚。

多餘的三酸甘油酯，會被儲存在脂肪細胞內，製造出有害的荷爾蒙，這些荷爾蒙會讓胰島素作用變差，提高胰島素阻抗性。此外，脂肪細胞所製造的荷爾蒙，也有許多會促進動脈硬化。

飲酒過量，不只肝硬化，動脈也會跟著硬化！

當內臟的脂肪細胞開始囤積三酸甘油酯時，肝臟也會開始存積脂肪。肝臟本來是將葡萄糖轉換成肝糖儲存的地方，因為營養過剩被塞得滿滿的，只好將脂肪以更有效率的形式儲存，因此就形成了脂肪肝。

每次我這樣講，就一定會有人說：「**我就是喜歡喝酒，等一下我不吃飯總可以了吧？**」為了喝酒甘願賠上性命的人，我只好隨他們去了。

但飲酒過量遲早有一天會造成肝功能敗壞，一旦肝臟功能變差，肝臟吸收葡萄糖功能自然也會下降，血糖就會跟著上升，從此陷入高血糖與肝功能差的惡性循環中。

飲酒過量是脂肪肝形成的原因，而脂肪肝會導致高血糖，進而產生動脈硬化，這一點請喜歡喝酒的讀者們務必謹記。

發現血糖有點高，就該「立刻」改善生活習慣！

血管破裂、血栓從管壁剝落，隨著血液流動，都是血管壓力過大導致。**指導糖尿病患者，要告訴他們「控制血壓」和「控制血糖」一樣重要。**

一般來說，血壓必須維持在收縮壓130mmHg、舒張壓80mmHg，為什麼呢？因為血壓一旦超過130mmHg，腎臟血管就會受損，而腦中風也是收縮壓高過130mmHg，發病機率增加。

腎臟有一個由眾多微血管像毛線般交纏在一起，專門負責過濾舊廢物質的部位——腎小球。腎小球中的微血管就像蠟紙一樣纖細，構造相當脆弱。因此進行過濾時，一遇到高壓，就容易破裂。

人體的構造十分巧妙，當血壓升高，連帶影響腎小球內的血壓時，身體就會透過自律神經，使入口處的「入球小動脈」收縮，藉此降低腎小球內的血壓。

然而，糖尿病患者因為神經病變，自律神經失調，使得入球小動脈無法收縮，腎小球必須獨力承受高壓，因此血壓升高後，血液會瞬間流入腎小球，導致壞死。

有一份名為「UKPDS38」的報告，專門研究糖尿病和血壓的關係。這份報告將糖尿病患者分為以藥物積極控制血壓的「嚴格控制組」，及緩慢駛血壓下降的「非嚴格控制組」，追蹤調查糖尿病的發展過程。

2組的平均血壓分別是：嚴格控制組130mmHg／82mmHg、非嚴格控制組154mmHg／87mmHg。

雖然2者僅差區區10mmHg／5mmHg，但這毫釐之差，卻能大幅降低嚴格控制組的腦中風和視網膜病變的機率。因此，**我認為每天早上測量血壓，徹底控制血壓是非常重要的事。**

糖尿病患者，要「嚴格控制」血壓標準

高血壓中，有一種就算吃藥也沒有效的類型，稱為「抗阻性高血壓」。也許你從未聽過，但事實上，這種高血壓的患者，占整體高血壓患者20%～30%之多。

社會上總有一群人有恃無恐地說：「**我的血壓才150，還算低的。**」對這種冥頑不靈的傢伙，再怎麼苦口婆心也於事無補，因為他們並不知道，這種抗阻性高血壓一旦併發糖尿病，會變得非常地棘手。

就算沒有高血壓，糖尿病也會加速動脈硬化，因此在治療上，我建議糖尿病患者將血壓標準降為130 mmHg／80 mmHg。因為高血糖原本就會導致血管受損，如果高血壓再來致命的一擊，血管很快就會支撐不住了。

糖尿病和高血壓經常合併發作，而且多半都是非常難治的高血壓。

常有人轉介高血壓患者給我，每當有新患者前來看診，我都會做2件事：第一，請他們嘗試用「皮質素受體阻斷劑」、「安達通」、「Serar」等利尿劑；第二，確認

患者是否有睡眠呼吸中止症候群。如果確實確認以上2件事，那麼治療效果就會出現戲劇性地改善，甚至可將藥量減少一半。

早期控制血糖，別在10年後才後悔莫及！

最近在研究糖尿病的治療方法方面，有項研究帶給我們醫師很大的衝擊，那就是長達20年的「UKPDS研究」。雖然第1章也曾談到過，但我想再介紹得詳細一點。

這項研究將患者隨機分為傳統療法（飲食、運動）與強化療法（藥物）2組，分別治療他們的糖尿病，並觀察治療過程長達10年。結果發現，傳統療法組的糖化血色素大約控制在8.0％，而強化療法組則是7.0％，我們身為醫師，自然因此認為強化療法的預後效果是比較好的。

不過在總死亡率、心肌梗塞的發病率上，強化療法與傳統療法相比，統計數字並**沒有顯著差異。甚至在腦中風這一項，竟然出現強化療法組的發病率略高的傾向。**

這個結果對醫界是很大的打擊，強化療法明顯比傳統療法效果好的，只有在視網膜病變等微血管疾病上，而攸關性命的心肌梗塞、腦中風，則沒什麼效果。

之後，支持這項結果的研究，也接二連三地發表，不管那一項研究，結果都顯示嚴格的血糖控制，無法改善大血管病變。

對我們醫師來說，這真是一項難以接受的結果。甚至還有實驗結果，證明嚴格的血糖控制會增加死亡率。

長遠思考，就不會一生為糖尿病所苦

控制血糖，難道沒有任何意義？就在我們抱著滿腹疑問時，出現了另一道曙光，那就是之後的追蹤調查。

10年後的調查發現，強化療法組在總死亡率、心肌梗塞等方面，比傳統療法組情形更好，甚至強化療法組曾經呈現增加傾向的腦中風，10年後也出現改善。

這一連串的研究，告訴我們一件很重要的事，**就是雖然以10年左右的短期來思考，血糖控制並不具有多大的意義，但當用20年、30年的長期來思考，就會發現「早期控制」是相當重要的。**

說到這裡，我想大家應該了解了吧！我沒有從早期就開始認真治療，所以不管現在血糖控制得有多好，一生都得為糖尿病所苦，這就是遺贈效果。

我會一而再，再而三說明這項研究的原因就在這裡。**血糖值偏高的人，應盡快改變生活方式，不是只要小心即可，必須使血糖實際下降。**

存活率不到一半！糖尿病是「比死還痛苦」的疾病

因為沒做到早期治療，我經歷了高血壓、高血脂、視網膜病變、白內障、右側眼外展神經麻痺、灰指甲、鼻竇炎、牙周病、睡眠呼吸中止症、腎衰竭……，幾乎能遇的，都被我遇上了。這些全都在血糖穩定控制的5年內陸續發病，而且還在進行中。

我這5年來糖化血色素從沒超過5％，壞膽固醇在100mg/dl以下，每天所攝取鹽分，也都控制在6公克以內。此外，每晚更認真接受睡眠呼吸中止症候群的治療。

儘管如此，降血壓藥的效果卻越來越差，視網膜病變惡化、白內障發病，開刀治療鼻竇炎。而且，因為右側眼外展神經麻痺，看東西都有疊影，腳趾甲也變得白又變厚，睡覺時1小時內呼吸更會停個50次。

拔了牙齒，才發現有牙根囊腫，裡頭一大堆細菌，就連做腹膜透析的腹腔導管也發生感染，從年頭到年尾，全身到處都處於戰爭狀態。

我常常想，要是20年前就開始治療了的話，就不會落到這般田地了，但是20年前的我，能料到自己有天會變成這樣嗎？怎麼會想得到！因為既沒有自覺症狀，也沒有任何不便。

5年後，只有50%的機會能活下來，默默毀掉一生的疾病

糖尿病最大的問題，就是動脈硬化，使得腦中風、心肌梗塞、下肢動脈栓塞症機率增加；腎臟微血管硬化，就會演變成腎衰竭。一旦走到這個地步，就等於是被逼上了5年存活率50%的窮途末路。最慘的是，糖尿病是永遠治不好的。

5年存活率50%！讓我們想一想，這到底是什麼意思。癌症患者應該都聽過「5年存活率」，就是確診為癌症後，5年後還活著的可能性有幾成，50%就表示5年

後，100個人當中只剩50人還活著。

根據國立癌症研究中心統計，局部性癌症（例如：肺癌、乳癌）除了胰臟癌、膽管癌外，其他癌症5年存活率都在75～90％以上，就連轉移性癌症（例如：淋巴癌）也有40～60％的存活率。

那麼，和糖尿病有關的疾病存活率又是多少？容我提出一份國外10年前的調查資料，這份調查將患者根據有無糖尿病、有無引發心肌梗塞，分成4組，分別是：

❶**沒有糖尿病，也沒有心肌梗塞**
❷**有糖尿病，沒有心肌梗塞**
❸**沒有糖尿病，有心肌梗塞**
❹**有糖尿病，也有心肌梗塞**

長期觀察追蹤，調查各組的預後情形後，出現了很有意思的結果。

首先，沒有糖尿病但有心肌梗塞的人，和有糖尿病但沒有心肌梗塞的人，10年存活率沒有顯著差異。也就是說，罹患糖尿病，預後情形就和心肌梗塞的人一樣糟。

其次，如果2種疾病都有的人，5年存活率約為70～80%，10年存活率則降到50%，這個數字和癌症存活率幾乎沒有差別。

如果糖尿病患者又洗腎的話，5年存活率會產生什麼變化？根據知名大醫院的報告，**糖尿病併發慢性腎衰竭的5年存活率為50%左右，糖尿病併發慢性腎不全及心肌梗塞的5年存活率，甚至比局部性癌症還差，和轉移性癌症相去不遠。**

● 糖尿病等於死亡，甚至比死還痛苦？

然而，社會大眾的想法卻不是這樣。我問過很多人：「你覺得最可怕的疾病是什麼？」大部分的人都回答：「癌症。」

沒錯，一旦被宣告得了癌症，任何人都會垂頭喪氣。但是，很多人即使罹患癌症，依然長壽。在我看診的地區，過去5年內因肺癌去世的7名患者中，在發病5年內死亡的只有2名。而且，癌症患者在死亡前1個月，都還可以用自己的雙腳到醫院就診。

我認識的前列腺癌患者，沒有半個人因為前列腺癌過世。前列腺癌患者大多在70～80歲高齡發現罹癌，這種癌症的10年存活率為40%。和80歲的老人說，他10年後的存活率是40%，我想他們都會很坦然，覺得即使沒得癌症，也差不多吧！

有位高齡患者，在我宣告他罹癌時對我說：「醫師，謝謝你。託你的福，我可以做好準備去另一個世界了。」我聽了真是百感交集。令人惋惜的是，這位患者不到2年就去世了。想到他面對死亡，一副毫無畏懼的樣子，我不禁心生佩服。

癌症確實是很可怕的病，可是請大家知道：**如同各位覺得癌症等於死亡一樣，糖尿病也代表了死亡！**糖尿病，就是一個和死亡如此接近的疾病。

第4章

只是胖了點，
動脈卻加速硬化中！

造成腦中風的危險因子，
竟是糖尿病！

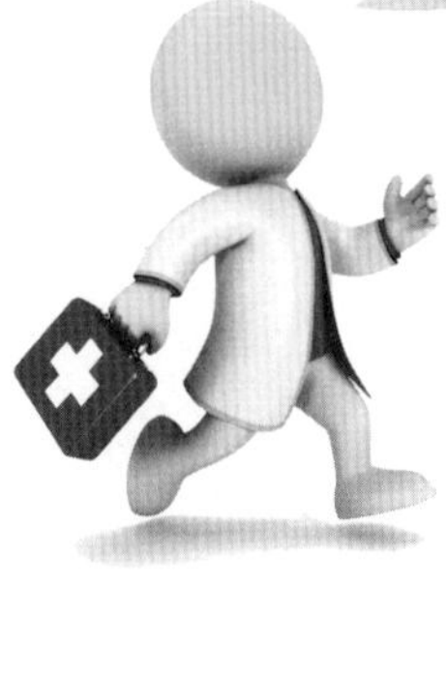

糖尿病會「滴水穿石」，逐步破壞你的血管

最近醫界發現了一件恐怖的事實，**那就是在惡化成糖尿病、高血壓、高血脂等需要就醫治療的疾病前，動脈早已經開始硬化了**。

稍微胖一點的人，血壓、膽固醇（或三酸甘油酯）、血糖值都會稍微偏高，在肥胖者身上出現這麼多的「稍微偏高」，就會造成動脈以飛快的速度硬化。所以，在診斷有無代謝症候群時，醫師會特別重視患者是否有肥胖的情形。

說到這裡，請大家回想一下，我前面曾說過，亞洲人具有不發胖，卻會得糖尿病的遺傳基因。試想一下，如果有這種基因的亞洲人，從年輕時就很胖的話，會怎麼樣呢？理所當然地，糖尿病及緊接而來的動脈硬化都會提早發病。

所以健診的目的，就在於及早發現病芽，促使有這種傾向的年輕人積極改變生活方式，盡早摘除病芽，以避免發病。

雖然有點胖，檢查數值也有點高，但又沒有生病，所以沒有人會對你說長道短。不過你必須知道，動脈硬化早就在背後悄悄地惡化，並且速度奇快，令你措手不及。

十大死因背後的第一名，其實是「糖尿病」！

目前日本人十大死因首位是惡性腫瘤（癌症），占全體的30.1%，其次是心臟疾病（15.8%），再來則是腦血管疾病（10.7%）。第2名和第3名都起因於動脈硬化，2者相加就占了總死亡人數的26.5%，快要逼近首位的癌症了。（台灣前三大死因依序亦為：惡性腫瘤、心血管疾病、腦血管疾病。）

大家都只注意癌症的恐怖，卻沒發現動脈硬化也是會導致死亡的一種可怕病狀，而造成動脈硬化最大的危險因子，正是糖尿病！

各位讀到這裡，想必已經知道糖尿病是一種血管疾病，它的真面目是「血管發炎」。容我我在這裡重複說明一次，請大家把以下文字輸入腦中。

血液中多餘的糖以及AGE物質，會傷害血管的內皮細胞。血管因受傷而發炎，最後就演變成動脈硬化。事件的始作俑者是飯後血糖急遽上升，也就是所謂的「葡萄糖尖峰現象」。飲食後血糖值快速上升，大量的糖刺激血管，就會逐漸破壞血管。

健檢數值「偏高」，背後潛藏的致命危機！

糖尿病最具代表性的併發症是腎病變及視網膜病變，這些都是微血管被破壞所引起的疾病。破壞力雖然小，但長時間毫無間斷地持續破壞下去，就會造成慢性發炎。另一方面，以超強的破壞力引起大血管的急性發炎，快速破壞血管，則會造成腦中風及心肌梗塞。

為了預防長期臥床的情形產生，血管的健康管理非常重要。為了達成這個目標，就需要先將血糖和血壓控制好。

血壓越高，血管越容易受傷！

動脈硬化，在現代是人們時常聽到、非常熟悉的一個詞彙。**所謂「動脈硬化」是個總稱，形容將氧氣從心臟送到全身的動脈血管變得又硬又厚，導致血液循環變差，血管產生阻塞。**

動脈，為什麼會硬化？

動脈硬化最具代表性的是「粥狀硬化」，這是膽固醇異常濃稠，在血管內側形成沉積物所引起的，演變的過程如下：

❶ 低密度脂蛋白跑進血管內皮細胞內，巨噬細胞吞噬壞膽固醇，進行血管掃除。

一旦壞膽固醇過多，巨噬細胞就會在中途死亡，巨噬細胞殘骸和低密度脂蛋白累積在一起，就形成了斑塊。這個斑塊十分容易破裂，一旦累積過多，就會造成血管內膜脆弱，管腔變形。

❷ 斑塊破裂後，為了堵住傷口，血小板會聚集，使得管腔變狹窄、阻塞。斑塊破裂都是在某一天突然產生的，因此，心肌梗塞及腦梗塞也都會突然發生，讓人防不勝防。

別小看高血壓，每天10萬重擊，血管不壞也難！

加拿大醫學家威廉・奧斯勒說：「血管會隨著年齡老化」。**長年累月使用血管，血管就會逐漸變硬、阻塞，而高血壓就是造成血管硬化的最大主因。**

所謂血壓，指的是施加在血管上的壓力，取決於心臟流出的血液量（心輸出量）和血管硬化程度（末梢血管阻力）。

心臟藉由反覆的收縮和舒張，將血液送往全身。收縮時施加在管壁上的壓力是收縮壓，此時的血壓最高，所以又稱為「最高血壓」。相反地，擴張時作用在血管上的壓力則是舒張壓，因為作用在血管上的壓力最低，所以也稱作「最低血壓」。血壓變高的原因有兩點：

❶從心臟流出的血液量增多

❷血管變狹窄，使得血液流動時對血管施加的力量變強。

當然，血壓越高，血管就越容易受傷。心臟每天跳動約10萬次，每跳動一次，管壁受到一次重擊。試想一下，每天接受高達10萬次的衝擊，血管壁不硬化也難吧！

⓬動脈硬化，其實是身體的「自然修復工程」

血管一旦硬化，就會失去將血液往外送的柔軟度，導致血液難以抵達身體各個角落。於是，身體各個細胞就會發出「再多送一點血來」、「再給我多一點營養」等訊號。大腦收到訊號後，會命令心臟送出更多血液，而造成血壓上升。

血壓升高會引起什麼問題？過大的力量壓在血管四處，就會造成容易破裂。當身體查覺血管有破裂危機時，會進行補強作業，使血管變得就又硬又厚。

固若金湯的管壁乍看很好，但諷刺的是，血管越強韌，就表示硬化的情形越嚴重，血液循環越差，越需要更大的壓力……，如此永無止盡的惡性循環下去，血管就隨著年齡增長，漸漸硬化。

也就是說，**動脈硬化其實是身體為了強化血管，修補破損而引起的，在某個意義上，也可以說是身體的自然修復工程**。

聽到我這樣說明，一定會有人說：「既然是自然的修復作用，應該沒有什麼問題吧？」問題可大了！如果血壓降低，修復工程就進行得少而且緩慢，但血壓越高，修復工程就飛快地增加。並且，糖尿病、血脂異常症等，這些損害血管環境的疾病越多，修復工程也就越來越大，速度也越來越快。也就是說，動脈硬化會惡化得更快。

7大測量指標，了解你的動脈「硬化」狀態

因為近50年來的研究，人們開始清楚了解血壓和鹽分（鈉）的關係。其中，最耐人尋味的是，鹽分攝取量少的民族，就算上了年紀，血壓也不會上升。

最有名的例子是南美蓋亞那地盾的亞諾馬米族，他們在調味時不使用鹽，所以幾乎沒有患有血壓高的人，血壓最高者也不過收縮壓100mmHg/舒張壓60mmHg。相對地，攝取鹽分越多的民族，血壓越容易隨著年齡逐漸攀升。

為什麼鹽分攝取過多，就會導致血壓上升？下面就來簡單說明一下：

人類的身體具有將鈉濃度保持在一定水準的功能，但是鹽分一旦攝取過多，腎臟排鈉的功能就會變差，導致體內鈉含量越來越多。

實踐「減鹽生活」，就能維持健康血壓

你吃含鹽量高的食物，是不是會想喝水？和這個道理一樣，**體內累積了大量的鈉時，身體為了稀釋鈉濃度，就會將水分聚集過來，造成體液增加，強大的壓力壓迫在血管上。**

將血壓視為檢查動脈硬化最方便的指標時，我們也可以清楚地知道，鹽分是導致動脈硬化的物質之一。

血管硬化、管腔狹窄、血管阻塞、血管脆弱、血管容易破裂……這些都是用來形容動脈硬化的詞，我們可以將它們分成「表示血管形狀」與「表示血管性質」2類。

也就是說，**動脈硬化具有使血管的「形狀改變」和「性質改變」的特性，若是想知道動脈硬化的狀態，就必須從這2方面著手觀察。**

動脈硬化的程度，可以藉由以下指標測量。

1 血壓 觀察動脈硬化最簡便的指標

測量動脈硬化程度最簡單的指標就是血壓，血管硬化引起阻塞、血流不順後，使得透過血液運送的營養和氧氣供給不暇，造成血壓升高。所以血管越硬，阻塞情形越嚴重，血壓也就越高。

心臟每跳動一次，可以送出60～80 ml的血液，每天跳動10萬次，就等於1天送出6千～8千公升的血液。

心臟用極強的力道（強到心臟附近的血管破裂時，血可以濺到天花板）將血液送出時，每次衝擊血管的壓力，我想收縮壓120mmHg和159mmHg並無太大差異，但當次數多達10萬次時，對血管造成的負擔可就大不相同了。

動脈硬化是血管硬化和阻塞的綜合性表現，而我們可以說，血壓是觀察動脈硬化的代表性指標之一。

2 脈壓差 在家輕鬆量，效果絕佳

第2個指標是平常在家就可以簡單測量的脈壓差。**將收縮壓減去舒張壓，得到的數值就是脈壓差，脈壓差越大，就表示血管硬化越嚴重。**

我在看診時，對於病患的舒張壓，不會特別多說什麼。因為過了50歲以後，隨著年紀增長，舒張壓會逐漸下降。因此，如果跟舒張壓略低的病患說：「上了年紀後，舒張壓自然會下降。」反而會被錯誤解讀成：「舒張壓低沒關係！」所以我通常單刀直入，直接和病患說明結論：「脈壓差越大，表示動脈硬化得越嚴重！」

3 頸動脈超音波 糖尿病患一定要做的檢查！

若想要以比較簡單的方法檢查動脈硬化，我推薦頸動脈超音波。完全不需要任何事前準備，只要前往醫療院所，隨時都能做檢查。

我十分建議糖尿病、高血壓患者，以及低密度脂蛋白過高的人積極接受這項檢查。因為這項檢查就好比是用精密的魚群探測器，觀察從頸部連接腦部的總頸動脈，利用這項檢查，一眼就能知道膽固醇的累積情形。

首先，**測量血管的內中膜厚度，就能知道到底有多少膽固醇**。70歲的人平均值為1毫米左右，不過我認為用年齡來判斷，並不具有多大意義，因為就算年齡一樣，內中膜厚度還是因人而異，並不是平均值與大家差不多，就表示可以放心。**但不論幾歲，內中膜越薄越好，是不變的真理**，因為薄代表了血管中沒有累積過多的膽固醇。

這項檢查還有一個很重要的意義，就是可以發現斑塊。膽固醇累積導致內中膜增厚，隆起超過1.1毫米以上者，就稱為斑塊。我在前面已經向各位說明過，斑塊是形成動脈粥狀硬化的原因。

總頸動脈的內徑為6～8毫米，算是比較粗的血管。如果連這麼粗的血管裡都有膽固醇的話，可想而知，其他血管肯定阻塞得非常嚴重。

4 脈波速度 近幾年泛用性最高的指標

脈波速度是最年來廣泛被使用的動脈硬化指標。

所謂脈波速度，是指血管壁傳導能量的速度。舉例來說，將小石頭丟入池塘，會產生陣陣漣漪。血管也是一樣的，心臟噗通地跳動，能量就會透過血管壁傳導至肢體末梢，而我們就是要測量這個傳導的速度。

傳導的速度越快，就表示血管硬化越嚴重，這個原理用馬拉松選手的例子來說明，也許比較好理解。選手在硬梆梆的柏油路上跑步時，容易跑得快，但因為腳與路面間的衝擊力強，不論是腳或路面都可能受到嚴重傷害。相較之下，在柔軟的沙地跑步時，雖然很難跑出速度感，但衝擊力會被沙地吸收，所以不會傷害腳部。

脈波速度會受到許多因素影響，其中無庸置疑地，受血壓的影響最大也最快速。

血壓高低不同，脈波速度也是大不相同。其次，對脈波速度影響最大的則是年齡。其他像是糖尿病、高血脂、腎功能異常等，也都會嚴重影響脈波速度。

在健康檢查時，脈波速度是一項相當有用的指標，但這項指標容易因為高血壓、年紀增長、糖尿病、高血脂、腎臟不好，甚至是極度緊張而飆高，而醫生的工作就是找出數值飆高的因素，再對症下藥。

5 AI值（脈波彈力係數）利用反彈，也能了解血管健康

AI值是目前最新的一項指標，被認為可以看出心臟承受了多少負擔。

脈波速度是心臟流出的能量傳導至末梢的速度，這個能量會在末梢回彈，形成反射波再回到心臟。

也就是說，血管裡會產生波的重疊現象，前進波與反射波重疊，形成的合成波越

大，能量越多，所造成的傷害也就越嚴重。相對地，合成波較小，衝擊血管的力道也就較輕，傷害自然減少。

AI值可以幫助評估合成波的大小，雖然目前在使用上還不普遍，使用AI值的醫療院所正逐漸增加中。

6 ABI（踝肱血壓指數）利用血壓比值，預防血管阻塞

這個是非常傳統的一項指標。原理很簡單，只要計算腳踝血壓與上臂血壓的比值即可（ABI=腳踝血壓／上臂血壓）。

通常血液以心臟為出發點，越接近身體末梢的血壓越高。或許有人會問：「咦，不是會越變越低嗎？」其實這個原理就像電流和電壓的關係，增幅效果會導致腳踝血壓會比上臂高。另外一個原因則如同前面提及的，前進波和反射波重疊的程度，也

會造成腳踝血壓比上臂高的現象。

因此，上臂血壓通常會比腳踝低，ABI值在相除後會超過1.0，而ABI值若的於0.9，則被視為異常。

研究發現，腳踝血壓會比上臂低，是因為腿部血管阻塞了4分之3以上，也就是說，當這項指標低於0.9時，就表示腿部血管的某處阻塞程度高達75%。

腿部血管一旦阻塞，就可能導致「周邊動脈疾病」，這種病的會出現間歇性跛行症狀，只要走路腳就會疼痛、麻痺，無法長時間行走，嚴重的話，甚至可能引發足部組織壞死。

更可怕的是，**一般認為ABI低於0.9，又有心肌梗塞或腦梗塞的人，5年生存率為50%。早在足部壞死前，就有可能先因為腦中風或心肌梗塞而喪命。**

7 脈診 最傳統的指標，確實掌握動脈硬化的狀況

中醫用手指觸診，就能診斷出正確的脈象。有一次我請中醫研習生幫我把脈，並將脈象畫成圖表，結果他畫出來的波形，就和直接將導管插管在血管所取得的脈搏波相差無幾。

我在看診時，一定會把脈。雖然我把脈把得沒那麼精準，但我會對脈波速度及AI值產生興趣，就是因為想試著將脈診的結果，以客觀的數字來表現的緣故。

現在幾乎都看不到年輕醫師把脈了，但較有經驗的內科醫師仍可藉由脈診、觸診及聽診，掌握動脈硬化的情況，而且正確度還蠻高的。

20年後你會很健康？還是很常生病？全由你的「飲食習慣」做主！

頸動脈超音波所照出來的膽固醇層，究竟意味著什麼？有特殊疾病的人，膽固醇是不是也較厚呢？

沒錯，目前在糖尿病、糖尿病高危險群、高血脂及高血壓患者身上，確實有觀察到明顯的內中膜肥厚傾向。

不過，我希望大家知道一點，這個膽固醇層是你吃下的食物殘渣累積而成的。

想知道血管壁上，究竟殘留了多少膽固醇的殘渣，頸動脈超音波是非常簡單明瞭的檢查。

血管厚度平均值

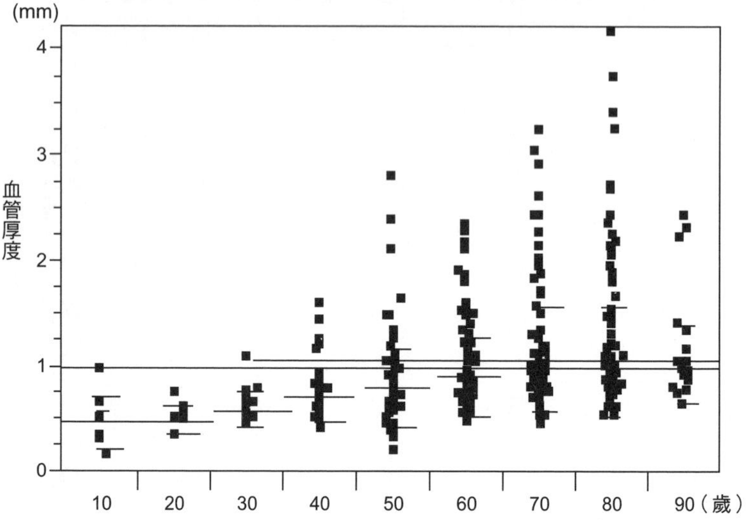

你吃什麼，看血管就知道！

就跟血糖值檢查一樣，就算你在一個月前開始緊急控制飲食，也改變不了內中膜肥厚的結果。**這個檢查會反映出你到現在數十年的人生的成果，不論好壞全都會被如實反映出來。**

我將算出的各年齡層的平均值製成上圖，並將測得最厚的地方稱為「MaxIMT」。

一般認為：「血管會隨著年齡老化。」但在觀察過眾多病患的血管後，我不禁懷疑，是否果真如此？

你會發現厚度平均值的確會隨著年齡往上爬，但也有許多人即使上了年紀，膽固醇依然薄如紙片。這種人不僅沒有糖尿病，也沒有血脂症，而且大部分連高血壓也沒有，我時常見到這種人；反過來說，糖尿病、高血脂及高血壓，會直接和間接地促使膽固醇往增厚的方向發展。

高血糖、高血壓的人，一定要做超音波！別讓「斑塊」毀一生

頸動脈超音波不僅能測出膽固醇的厚度，還可檢查出是否有斑塊。

通常我們不太會在40多歲的人身上發現斑塊，但患糖尿病患者及高危險群則不一樣，他們常常在年輕的時候，就發現斑塊。

斑塊本身並沒有任何的症狀，有斑塊也不表示一定會導致腦梗塞。但是這麼粗的血管裡都有膽固醇沉澱，那更小的血管肯定也有問題吧！我想不只是我，各位也會擔

容易產生斑塊的地方

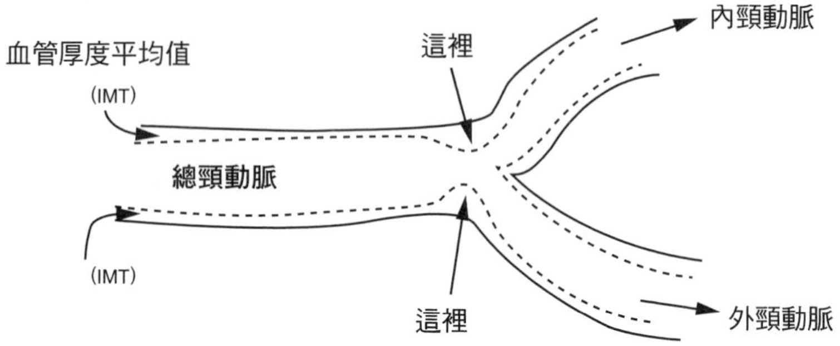

心吧！

有個地方特別容易形成斑塊，那就是從總頸動脈分枝向腦部「內頸動脈」，以及向臉部「外頸動脈」的交叉點。

很多人在這個地方，都有超過1毫米的肥厚情形，特別是糖尿病會者及糖尿病高危險群，肥厚情形更高達3毫米以上，而其中大多數人，還會再往上發展。肥厚的部分凸起，會造成周圍血液的亂流，使凸起處前後方變得更凹陷。

若長期在這個地方施加強大壓力，就會導致斑塊破裂亂竄，光想就覺得全身發涼。我曾經看過一個病例，斑塊破裂亂竄，造成左半身麻痺，最恐怖的是他在發作前，完全沒有任何預警症狀。

建議有糖尿病、高血脂或高血壓的人，一定要去做「頸動脈超音波檢查」。當你發現自己有斑塊時，表示你的家人也暴露在容易長斑塊的環境之下，一隻腳已經踏進棺材了。

你現在的狀況，就能預示小孩未來30、40年的樣子，所以千萬不能掉以輕心，全家人一起改變飲食習慣吧！發現斑塊，其實是改善自己和孩子們健康和未來的契機。

「動脈硬化」是瞬間決定命運的疾病

各式各樣的指標，可以看出血管的各種狀態。

例如，有的人「血壓很高，血管很硬，血管材質卻非常軟」，也有人「血壓低，血管很軟，卻有一堆斑塊」，或者「雖然沒有斑塊，但血管很硬」……，就像每個人長得都不一樣，血管狀態也是千奇百態。

不過，有一件事我必須清楚地寫在這裡，**這些指標遲早都會惡化**。

真的，變壞的速度甚至快到你想哭的地步，而且多數人在惡化的當下，沒有任何自覺症狀。

不知不覺間，糖尿病讓所有指標都「急速惡化」

我再三強調，動脈硬化沒有任何自覺症狀，它是那種有一天突然對你宣判「5年生存率只有50%」，讓你嚇一大跳的疾病；更正確地說，它是那種很多人聽到後，怎麼也無法相信自己會得的一種疾病。

我常聽到有人這麼抱怨：「**明明好好的，檢查數值卻這麼差，實在無法相信！看了讓人很不舒服。**」我非常能理解這種心情。

我也是定期檢查、測量，眼睜睜看著自己的腎功能一年不如一年，突然被告知「需要洗腎」時，真的一點真實感也沒有。直到洗腎洗了3年，和醫生共同克服各種手術、疾病，才慢慢地有「5年存活率50%」的感覺。

雖然毫無症狀，動脈硬化確實在惡化，糖尿病患者和糖尿病高危險群的病況，惡化地特別快。為了讓疑似有糖尿病的人，早日發現，早日治療，畫出更好的未來藍圖，我希望大家盡可能從不同方面，觀察自己的血管。

注意LDL／HDL比值，預防心血管疾病

低密度脂蛋白（LDL）一旦增加，血管就會越來越髒，如果高密度脂蛋白（HDL）這個「血管清道夫」數量充足，血管就能維持乾淨。

但LDL跟HDL這兩種脂蛋白的關係，就像把房間弄亂的小孩與打掃居家環境的母親，大部分LDL多的人，HDL都相當少。

抽煙、高血糖及高血壓會傷害血管內側，讓LDL穿透並累積，巨噬細胞為了清除LDL，會拚命工作，造成力氣用盡死亡。巨噬細胞的屍體和LDL結合在一起，就形成了斑塊。

日本動脈硬化學會將血脂異常症，分類並定義如下：

高低密度脂蛋白血症　LDL≧140mg/dl

低高密度脂蛋白血症　HDL＜40mg/dl

高三酸甘油酯血症　三酸甘油酯≧150mg/dl

是不是LDL低於140mg/dl就沒問題了？不是的！許多觀察研究顯示，發生心肌梗塞的人的LDL平均值都低於120mg/dl。

所以現在大家關心的是LDL/HDL比值（HDL除以LDL所得的數值）。目前已經知道，**這個數值超過2.0的人，比較容易發生心肌梗塞和腦梗塞。**

在預防上，我們希望將比值降到2.0以下；此外，**曾發生過腦中風及心肌梗塞的人、或糖尿病患者，最好將目標降到1.5以下。**

只要符合一項條件，就會引起「腦中風」

每種疾病都有促使它發生的危險因子存在，我們將它稱為「風險」。高血壓、高血糖、高膽固醇、肥胖、抽煙……，這些危險因子會加速動脈硬化。

一般認為，危險因子越多，就越容易生病。例如，心肌梗塞就具有每增加一個危險因子，危險性就增加一倍的特性。但是，腦梗塞則恰恰相反。**雖然腦梗塞和心肌梗塞都是血管阻塞造成的疾病，但腦梗塞只要具備一項危險因子，就有可能發作**，危險程度和具備2～4個危險因子的人相比，相去無幾。

先前曾經提到，累積多項「偏高」，就會加速動脈硬化。然而，在調查腦梗塞患者後，我們發現大多數患者都只有一項危險因子，其他毫無異常。

導致長期臥床的疾病

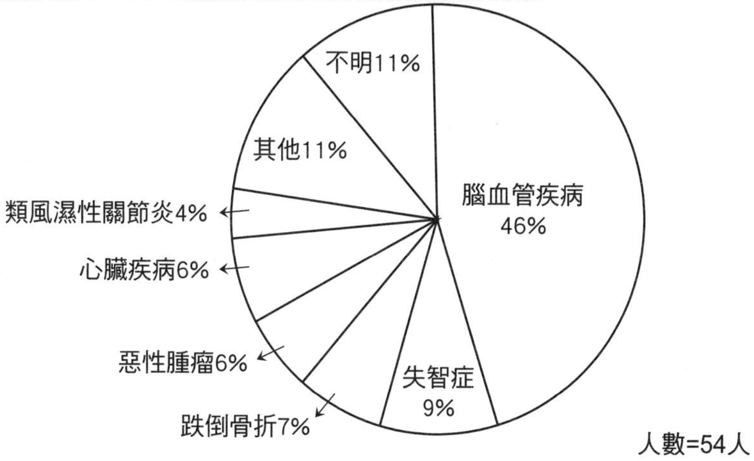

臥床期間及臥床平均年齡

	平均臥床日數	平均臥床年數	平均臥床年齡
腦血管疾病	1481.2	4.1	81.6
其他疾病	776.2	2.1	84.9

這唯一的一項危險因子，就是高血壓，收縮壓約是130 mmHg、140 mmHg左右。除此之外，其他檢查數值並沒有任何問題。這種人一定覺得自己很健康吧！說不定更因為不胖，連健康檢查都不做了。

其實，這種人才是最危險的。沒問題才怪！「血壓有點偏高」的你，應該意識到自己是腦梗塞的高危險群，迅速接受健康檢查。

腦中風，可能讓你的餘生都在床上渡過

關於腦中風，還有一件事情很重要：同樣是腦中風，50年前和50年後的現在，形態可是大不相同。

我們可以將腦中風大致分成3類：腦梗塞、腦出血、蜘蛛膜下腔出血。距今50年前，腦中風的大約一半都指的是腦出血，當時腦出血根本無法治療，沒過幾個禮拜，病患就往生了。然而，隨著大家開始注意鹽的用量，以及降血壓藥的問世，現在因為

腦出血而長期臥床的人已經大幅減少。

但是，腦中風患者並沒有就此變少。由於腦梗塞增加，讓腦中風患者數依舊高居不下，再加上高齡者增加，導致腦中風的年發生率不減反增，增加了約20%左右。

我看診地區的54位長期臥床者的臥床原因，46%為腦血管疾病，9%為失智症。一般認為，失智症有一半起因於腦血管疾病，所以全部加起來約有5成的臥床者，是腦血管疾病造成的。

從腦血管破裂變成腦血管阻塞，這樣的變化讓長期臥床者增加了，並且因為腦梗塞而臥床的患者，臥床期間都相當長。根據我的調查，因腦中風導致臥床的期間，平均是4.1年，其他疾病則約為2.1年。

日本是世界首屈一指的長壽國家，但若長壽只是一直臥病在床，只是徒增痛苦的時間罷了。

不改變生活習慣，糖尿病會讓你求死不能！

動脈硬化是全身性疾病，心臟冠動脈阻塞，就會引起心肌梗塞；腦部動脈阻塞，會引發腦梗塞；下肢動脈阻塞，則會造成下肢動脈硬化閉塞症……，症狀在哪裡產生，任誰都無法預料。

不過資料表示，**亞洲人的動脈硬化容易發生在「頭部」**，也就是說，以腦梗塞的方式表現在頭部的病例，壓倒性地多。

研究亞洲人死因，發現雖然和心肌梗塞相比，腦中風相對地少，但這是因為直接導致死亡的腦出血減少，造成失智症及半身麻痺等後遺症的腦梗塞卻增加的緣故。

以日本為例，如果1人罹患心肌梗塞，則因為腦梗塞倒下的人就有3人，腦梗塞

不同人種心肌梗塞與腦梗塞發病比例

	心肌梗塞	腦梗塞
亞洲人	1	3
中東人	1	1
歐美人	3	1

以1比3的比例占多數。

反觀阿拉伯等中東人，心肌梗塞和腦梗塞的比例是1比1，盎格魯撒克遜人（白人）則是心肌梗塞3、腦梗塞1。人種不同竟然有這麼大的差距，真是讓人意外。

值得注意的是，**腦中風患者不見得人人都患有高血壓**。事實上，腦中風患者最多的是收縮壓130～140mmHg的人，而且，他們根本不覺得自己有高血壓。

調查報告顯示，假設有10人因為腦中風病發被緊急送往醫院，其中就有4人這輩子從覺得自己有高血壓。

覺得自己沒有高血壓而高枕無憂的人，請用心聽好了：並不一定要有高血壓，才會得腦中風。

血壓超過140mmHg，要注意！

收縮壓比140mmHg再高一點，又患有糖尿病，這種人其實是最危險的。前面說過，糖尿病是一種血管病，微血管內側的細胞就會一點一點地受損，引起慢性發炎。此外，葡萄糖尖峰現象的反覆出現，也會造成大血管急性發炎，逐漸受到破壞。這時如果再承受140mmHg的壓力，那會發生什麼事呢？想當然耳，腦中風、心肌梗塞、下肢動脈栓塞症、腎衰竭發生的機率都會驟升。

所以，**糖尿病患者除了控制血糖以外，血壓的控制也相當重要。**

腦中風、心肌梗塞、腎衰竭……，全都是攸關性命的疾病，5年存活率只有50%。就算幸運逃過一死，也有可能產生半身不遂、步行困難、語言痲痺等重大後遺症，或者因為洗腎，使生活品質受到嚴重影響，因為這些問題，長期臥床的情形也屢見不鮮。

不積極改善，等於輸給了疾病

糖尿病是一種死是地獄，活著也是地獄的疾病。

如果你不幸落入地獄，首先請控制血壓。當然，**血糖的控制也是不可避免的，但同時必須將血壓維持低於130 mmHg/80 mmHg，接著，還要避免三酸甘油酯上升，並將LDL與HDL的比值控制在2.0以下**。

要如何避免血管疾病惡化，擁有圓滿人生？糖尿病其實就是一場戰鬥，然而，不論你多努力、多拚命治療，都無法有痊癒的真實感受，就像水中撈月一樣，所以感到挫折的人並不在少數。

但倘若因此放棄，你就等於敗給了疾病。為了避免這樣的結果，我有一個妙方，就是在下一章要介紹給大家的3個習慣。

第5章

3個好習慣，救我脫離鬼門關

量血壓＋量體重＋先吃蔬菜，糖尿病還有得救！

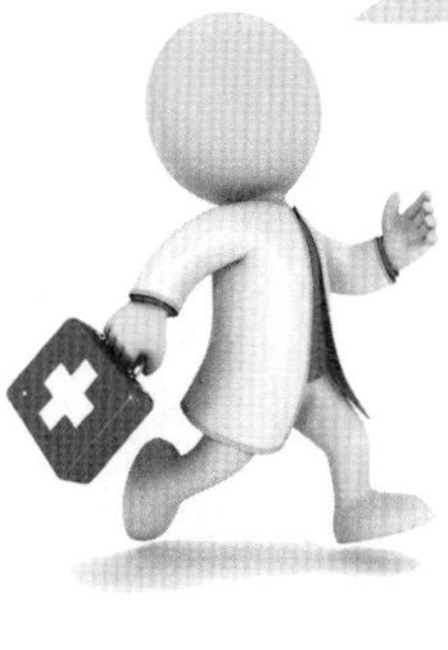

做到3件事，遠離糖尿病帶來的「早死危機」

我藉由改變飲食、每天量體重和血壓，成功地將糖化血色素從11.1%降到5.0%以下，並甩掉42公斤的肥肉。原以為從此就能和糖尿病說再見，不料才高興沒多久，就發現糖尿病不是那麼容易擺脫的。就如同我在第1章講過的一樣，之後我又被許多併發症給折磨。

幸好那些併發症最後也穩定了，我終於逃過5年存活率50%的魔掌。如果沒有實踐這3個習慣，現在的我可能早已不再人世，光想到這我就全身發涼。

我在自己的診所，推行「長期臥床者減半」活動。和營養師、保健師3人組成了一個「健康特攻隊」。但醫師是胖子，營養師每天喝啤酒，就連保健師也都只吃泡麵。我們和病人說：「你這樣下去會生病！」應該沒有人聽得進去。於是，我們決定先改變自己。

飲食從蔬菜開始攝取，每天量體重和血壓。就這樣，3人不僅變瘦，也變健康了，周圍更是越來越多人受到這股好的影響。當時保健中心的職員，7人共瘦了40公斤，營養師5公斤，主任13公斤，櫃檯小姐6公斤，護士11公斤……，大家都只有天天量體重，吃飯先從蔬菜吃起而已。

勤量體重血壓、飯前吃蔬菜，奇蹟就會出現

此外，在我的診所，患者就算只是看感冒，也要測量血壓跟體重。平常沒有這種習慣的人，看到數字後都會忍不住說：「我血壓平常沒這麼高！」看到體重還會解釋：「今天穿比較厚，所以才這麼重！」。

不管是血壓還是體重，大家都抱有美好的幻想，然而幻想與現實總是有很大的差

距，我想大概是因為大家都沒有量血壓和體重的習慣吧！

站在預防的角度來看，測量血壓和體重可以避免血壓上升、體重增加。我常看到很多人，**只靠早上量血壓，就讓血壓下降5~10mmHg，體重是也一樣，不乏每天量，一年就減5公斤的人**。

當然，不是所有人都能只靠測量，就讓血壓和體重下降。但實在很難想像，連量都不量的人會變正常，血壓和體重是最貼近日常生活的健康指標。

❶每天早上量血壓

❷每天早上量體重

❸先從蔬菜開始吃，飲食以植物性為中心

你要做的事就是這麼簡單，就以懶惰出名的我也做到了。只要照著做，你的體質就會產生驚人的改變。

【習慣1】早上量血壓，有效預防高血壓

為什麼我們要量血壓呢？

一位保健師前輩每天早上都會記錄血壓，她沒有使用降血壓劑，即使在血壓特別容易升高的冬天，收縮壓也不過120mmHg。

這位保健師曾經因為失去意識，被救護車送往大醫院急診，聽說她住院的時候，把自己的血壓記錄本交給主治醫師。

醫師嚇了一跳，問她：「你血壓又不高，為什麼要每天量呢？」保健師回答：「為了預防。」從他們的對話，可以明顯地看出醫師和保健師工作及立場的不同。

一般人常認為只有高血壓的人才需要量血壓，站在「治病」的立場，生病的人才

需要量血壓和體重，**不過在這個注重預防的現代，就算沒有生病，每個人也都要量血壓。培養測血壓的習慣，正是健康管理的第一步。**

為什麼要量血壓？心理作用讓你血壓「降」！

覺得自己「血壓好像有點高」或「健檢測出血壓偏高」的人，我會請他們連續2週記錄自己的血壓值。接著就會產生有趣的結果，他們沒服用任何藥物，血壓卻下降了，這樣的例子我不知道看過多少個。為什麼光是測量，血壓就會下降呢？

假設有一天，你起床上完廁所後，測量血壓發現收縮壓高到150mmHg，這時，**你還會跟平常一樣，在菜上灑大量的醬油、調味料嗎？我想正常的人都會「稍微遲疑一下」**。

你不想承認自己有病，但血壓偏高，應該有什麼原因才對！你開始掙扎煩惱許久後，你開始慢慢承認自己血壓偏高的事實，接著，你會試著減少鹽的攝取。

連續2週測量並記錄血壓，然後每個禮拜檢視一下，你會發現血壓下降10mmHg左右，我看過很多這樣的病例。什麼藥都沒有吃，真的很神奇！

看到這裡，我想各位應該已經了解為什麼要量血壓了。

第一次量血壓就該懂的Q&A

Q1 應該在什麼時候量？

A 早上起床、上完廁所後。

如果叫你每天量血壓，你會在什麼時候量呢？

社會上有一群人，很認真地以血壓為課題進行研究，他們詳細地分析出在什麼時候量血壓，最能反映身體面臨的狀況。

結果發現，**最能反映身體危險的是一天24小時的平均血壓。這是藉由24小時每5**

～30分鐘量一次血壓，來了解血壓一整天的升降模式**。將血壓計綁在身上，壓脈帶綁在手臂上，不管醒著還是睡著，一整天都要量血壓。目前已經知道，一整天所測得的血壓平均值越高，越容易發生心肌梗塞及腦中風。

不過，這個方法太麻煩了，實行上也有困難。於是我推薦各位，起床時測量，這能測得僅次於24小時的平均血壓值，最能反映身體危險的是「早晨血壓」。

研究顯示，早上如廁後收縮壓超過135mmHg，發生腦中風的機率比常人高出2.86倍。這個驚人數字，背後有一個陷阱。假設長期服用高血壓藥，去醫院量到的血壓是120mmHg，看起來好的不得了，一點問題也沒有。

但研究告訴我們，**這樣的人如果早上測量收縮壓超過135mmHg，就表示用藥方法還有改善空間。**

不管是醫院、診所、健檢，在自家以外所測得的血壓幾乎都是白天的血壓，一般認為，白天的血壓不太能反映危險情況。「早起如廁後」，才是適合量血壓的時間，而且這個時間也是**最多人因為腦中風倒下的時段，將這個時間的血壓維持在正常值的範圍內，是非常重要的。**

Q2 用什麼的血壓計比較好？

A 「上臂式血壓計」數值最穩定。

血壓計有非常多種。有一種傳統的水銀柱血壓計，必須戴上聽診器，每5分鐘按壓氣球測量一次。這個方法叫柯氏音法，聽血管的雜音來測量收縮壓和舒張壓，用這個方法量自己的血壓，還蠻辛苦的。

另外一種是手術室常用，俗稱A-line的血壓計。將針頭插入手腕的橈動脈，一拍一拍測量動脈血壓，藉由觀察動脈壓波形來獲得相關資訊。

這種血壓計常在心肺手術、可能大量出血的手術，或長時間手術中使用。所以，用過這種血壓計的人，可說是某種程度被重大疾病折磨過的人。

而現在最普遍的是「電子示波式血壓計」，這種血壓計依照測量的部位，可以分成3種，**最具代表性的是上臂款，數值都很穩定，是我最推薦的一種血壓計**。

當然，也有測量手指或手腕的血壓計，但這兩種血壓計誤差很大，測出來的數值時常偏高。隨著年齡增長，身體末梢很容易有血流不足的傾向，因為血壓攸關身體健康，還是盡可能正確一點吧！

Q3 該把血壓計放在哪裡？

A 「生活動線上」隨時都能看到的地方。

想持續每天早上量血壓有個小訣竅，當你買了新的血壓計後，首先請把盒子丟掉。我看過很多女生非常愛惜東西，把血壓計放入防塵袋中，然後裝進化妝包裡，最後再裝進紙盒，小心翼翼地收進櫃子裡。這樣一來，量血壓就變得很麻煩，家人也不會發現家裡有血壓計。

要讓每天早上量血壓變成一種習慣，就必須讓自己處在隨時都能量血壓的狀態。為了做到這一點，**請將血壓計放在生活動線上。如此一來，量血壓就會變成一件輕鬆愉快的事。**

晚上不管你在看棒球轉播，還是足球賽，當你喜歡的隊伍快輸的時候，請量量看自己的血壓。我想你會發現，壓力對身體造成多大的不良影響。

這時候，就算你的血壓上升，身體也不會出現任何症狀。明明沒有症狀，血壓卻飆升，這並不表示血壓計壞了，**血壓計是提醒你危險的一種儀器**，就算你沒有感覺，它也會老實告訴你：「**你的身體有點不對勁喲！**」

Q4 一天該量幾次血壓？

A 不管量幾次，每次都要記錄。

這個問題是每次演講後，大家最常問的問題之一。

開始量血壓後，每個人至少都會有一次這樣的經驗。第一次量的血壓有點高，之後又多量了幾次。這時，你會把哪一次的血壓記錄下來？

每個人的做法都不同。有的人量很多次，只記最低的一次；有的人取平均值；極少數的人會很乾脆地只記第一次的血壓。

這些做法，哪個對維持健康最有幫助呢？

有項研究記錄各地區民眾早上的血壓，比較地區之間的差別。A大學和參加民眾說：「請記錄第一次量的血壓。」；B大學跟民眾說：「請多量幾次，選最低的一次記錄。」；而C大學則說：「請多量幾次，將平均值記下來。」。

這3所大學進行的A、B、C3項研究，可不可以因為B研究顯示的血壓最低，就說B地區的人血壓最低呢？

為了統一標準，在日本進行的血壓相關研究，大多以第一次量的血壓為依據。**不過從很久以前開始，對第一次的血壓就存在許多質疑的聲音**，這也是不爭的事實。那麼，到底應該要量幾次才適當呢？

根據我目前為止的經驗，可以給大家的建議就是：「**量幾次都可以，但只要有量，就一定要記下來！**」

● 中央動脈血壓，幫助了解心臟的負擔

順便再跟大家介紹，一種比較特殊的血壓，叫作「中央動脈血壓」。普通的血壓和中央動脈血壓，究竟有什麼不同？

所謂的中央動脈血壓，指的是靠近心臟出口的大動脈血壓，這裡的血壓可以顯示

心臟的負擔，及大動脈所承受的壓力。

我的診所裡，所有的患者都必須測量中央動脈血壓。有意思的是，高血壓患者在做藥物治療之前，很多人不只手臂測得的血壓高，連中央動脈血壓也非常高。

然而，只要開始服用高血壓藥物，中央動脈血壓就會降得比手臂血壓低，一斷藥，又會明顯回升。這個時候，你會切身感受藥效，並真心感謝藥的發明。

【習慣2】早上量體重，瘦得好健康！

亞洲人的飲食在這50～60年間，產生了很大的改變。醣類攝取量少了3成，但脂肪卻是以前的4倍，飲食生活變得和歐美人相去無幾。大部分女性所攝取的能量，雖然還不到足以變胖的程度，但所攝取的營養素中，脂質就占了相當大的比例。

有一段時期，「隱性肥胖」相當熱門。外表不胖，但體內脂肪多，這是現在女性的通病。因為亞洲人和歐美人相比，就算沒那麼胖，也容易得糖尿病，所以千萬不能掉以輕心。

肥胖的原因幾乎都是能量攝取過多，想要改變並不是件容易的事，不只要減少食量就好，連飲食內容都要重新檢討。

比運動、節食更有效的瘦身法

此外，只靠運動減肥，也不是輕易就能做到。運動量如果不到運動員的程度，所累積的脂肪就沒辦法燃燒殆盡。就算靠運動成功變瘦，為了避免復胖，你還是得持續運動。

有個簡單的方法，能讓你輕鬆瘦下來，就是「每天量體重」。有數不清的人，只靠這個方法就輕鬆瘦身。為什麼量體重就能瘦？你不用知道任何道理，只要做就對了，實踐比知道更重要。

你只要天天量體重，把它記下來就可以了。從記錄中可以窺見很多事，**你會開始發現自己的飲食問題、壞習慣，以及可以自然變瘦、變健康的秘訣**。我曾經因為患者持續記錄體重，而發現患者有癌症、自殺傾向呢！

量體重十分簡單，而且還能獲得對身體有益的資訊，鼓勵大家養成習慣，天天量體重。

只靠「早晚體重差」，就能瘦下來？

開始推展地區減重活動時，我要求所有女性工作人員，上班前量體重，並記在月曆上。

大家都知道有女性的職場是什麼樣子吧！女性的桌上一定都放了一堆餅乾、巧克力、糖果，還有罐裝咖啡。打開她們的抽屜，肯定也藏了不少零食。

某位被我要求要記錄體重的女職員說：「我只要肚子餓，手就會抖到無法做事。」人都很擔心挨餓，這股恐懼感會造成巨大的壓力。

不過，包含這位女性在內，保健中心的成員開始量體重後，桌上的零食就消失了。為什麼呢？我覺得很不可思議，於是問她：「妳不吃零食嗎？」

她回答：「要是今天吃了零食，明天體重馬上就會變胖。」

我嚇了一跳，之前說自己肚子餓，手就會抖的女生，竟然說她不吃零食！

事實上，**只要今天的體重比昨天多6百克，你的零食就會吃不下去；只要量體**

重，就算你不想瘦也難！這些女職員在明白這個道理前，就先採取行動，經由行動而了解認同，自然而然領悟其中的道理。

我想各位已經了解到為什麼要量體重了。

靠量體重輕鬆享瘦的Q＆A

Q1 一天該量幾次體重？

A 起床如廁後。

你都什麼時候量體重呢？晚上洗完澡後量的人似乎特別多，但很可惜的是，晚上並不是好的時間點。

晚上的體重容易反映飲食狀況及當天的運動量，因此，就會產生一些「容易找藉口」的狀況。體重稍微增加，就以一句「今天不小心吃太多了！」輕輕帶過。

你不會去反省，也不會採取任何行動，就算有一丁點反省，睡了一覺也會馬上忘光，但是早上的情形可就不一樣了。

早上的體重距離前一天吃喝的東西、前一天的運動量已經過了一段時間，所以你沒辦法找藉口。**早上的體重同時也是一天中最輕的體重。**

那時你的反應可能是「太好了！」或是「啊！」地大叫懊悔，不管是那一個，早上量體重這件事，能讓你誠實面對自己，不管你願不願意。

每天早上誠實地面對真實的自己，想像自己健康的樣子。這樣持續一個禮拜、一個月、一年以後，理所當然地，你就能如願擁有健康的身體！

Q2 哪種體重計比較好？

A 以100公克為計量單位的數位體重計。

或許你覺得體重計都一樣，但如果你是真的想管理好自己的健康，請選用數位體重計，以100公克為計量單位的最好。

我不推薦彈簧式體重計。「看起來好像是〇〇公斤吧？」模稜兩可是沒辦法掌握身體變化的。

減重成功的重要關鍵，就是發現自己身體的變化，並因此感到喜悅。只要進到覺得快樂的境界，我可以說你的減重幾乎成功了一半，一點都不誇張。

我減肥成功以後，常有人跟我說：「你好努力！」、「你意志力很強！」其實大家都過獎了，如果我有很強的意志力，就不會放任自己暴飲暴食胖到140公斤了！

為什麼像我這樣的胖子也能順利減重？理由很簡單，因為減重很快樂。為了要能感受到快樂，必須知道自己體重每100公克的變化。

每天持續減肥，你會開始有一股確實的自信，也會有一種快感，想要嘻嘻竊笑。在某個層面上，似乎可以把這種感覺稱為「減肥者的愉悅感」。

等進到這個階段，後面就是康莊大道了。你會經歷多次減重停滯期，而這就是你減肥成功的證據，就好像小朋友著迷打電動一樣，你會一直減下去。

為了能確實感受到這種好像遊戲般的感覺，我推薦大家使用以100公克為計量單位的數位體重計。

Q3 體重計應該放在哪裡？

A 放在「常常經過」的地方。

你家有沒有體重計？假設你家有體重計，你會放在哪裡呢？我想不少人會回答：「放在浴室裡更衣的地方。」我家卻是放在客廳不會絆到人的角落。

為什麼要放在客廳的角落呢？因為那是家人的生活動線。要習慣做某件事、或習慣用某樣東西，動線相當重要。「不用特意繞道，就會經過！」、「不需要毅力，隨手就能做。」

不做一點努力就沒辦法做的事，你得非常努力才持續得下去，量體重也是如此，**要在生活中創造「每天自然而然量體重」的環境**。放在工作時必經的路上，或從廁所出來一定會看到的地方等，如果不利用這些日常動線，人是沒辦法把行動習慣化的。

在你家每個人都一定會使用的房間是那裡？把數位體重計放在那裡，並在牆上掛上月曆跟原子筆。**塑造環境，是控制體重、管理健康的第一步。**

⓫ 撐過停滯期，永遠不再復胖！

當你每天早上習慣量體重之後，請你晚上也開始量體重。養成習慣後，你會發現很多從未發現的事。

有固定量體重習慣的人都知道，早上和晚上的體重，有一定的差距。過去的有份研究報告指出，基礎代謝1千6百大卡的人，早上跟晚上的體重會差個1千克，晚上會比早上重1千克。

比較早晚體重差後，你會發現一件有意思的事。**體重順利下降時，早晚體重會固定差1千克，但體重早晚體重差也會變小。**老是差1千克的人，差距會縮小到7百克

～8百克。

體重減不下來，早晚體重差變小的情形，大概會持續2周左右。這就是所謂的「停滯期」，是減肥期間中，最令人焦躁的一段時期。

不過，當你很認真在減肥，體重卻停滯不降時，請你想起我說的這段話：「這表示你的減肥，進行得很成功。」

為什麼？**因為停滯期是你用比以前少的熱量在生活，才讓身體自動進入節約模式，如果進到身體的熱量沒有變少，就不會產生這個現象。**

在節約模式時，如果攝取熱量變多、運動量變少的話，就會導致復胖，因此得等到停滯期過了3～7天後，才能稍微增加食量。之後，就算你的食量增加一點，都能成功避免可怕的復胖。

【習慣3】飯前「先吃蔬菜」，血糖降最快！

觀察人類演化過程，我們會發現亞洲人的身體中，有歐洲人沒有的特質。

● **皮下脂肪細胞少**。

● **儲存多餘營養「胰島素」少**。

根據以上2點，可以找出適合亞洲人的飲食方式。

首先，飲食要盡量避免營養過剩，這並不是叫你「不可多吃」，而是要你「慎選食物」。

世界上的食物，可以分成2種：只吃一點點，就能提供大量營養的食物，以及吃了也不能提供多少能量的食物。比較動物性與植物性食物，同樣重量所能提供的能量，動物性食物壓倒性地多。

然而，砂糖和小麥則另當別論，二者雖然是植物性食物，但以現代技術精製後，能量變得相當高。

嗜吃蛋糕、甜點，都會讓胰臟過度疲勞

順帶一提，一般認為糖尿病產生的主因，是因為果糖、精製麵粉這些吸收極快的食品，廉價地在市面上流通的緣故。

再加上亞洲人的胰島素不僅分泌速度慢，分泌量也少。為了解決血糖急遽上升的問題，只能強迫胰臟工作，這不僅造成胰臟疲勞過度，也讓重要的胰臟β細胞，在不知不覺中大量減少。

另外，若飲食過量的情形長期持續，為了吸收過剩的營養，身體必須無時無刻分泌胰島素，使得胰島素的濃度居高不下，高胰島素也是傷害血管重要原因之一。

綜合以上所述，預防糖尿病的3項飲食原則如下：

❶為避免攝取過量營養，應盡量選擇植物性食物

❷為防止胰島素分泌過多，應慎選血糖值上升速度較慢的食物

❸為預防血糖值急遽上升，應優先攝取含大量膳食纖維的蔬菜

對抗糖尿病，實踐「先吃蔬菜養生法」3關鍵

而能輕鬆做到上述3點的飲食法，就是「先吃蔬菜養生法」了。

❶先從「高纖蔬菜」開始吃

基本上希望大家攝取富含膳食纖維的食物，例如：高麗菜、萵苣、菠菜、小松菜等葉菜類，以及花椰菜、番茄、小黃瓜、洋蔥、豆芽菜、白蘿蔔等蔬菜。

以當季蔬菜為中心，**攝取大量蔬菜，每餐最少350公克，吃法最推薦做成沙拉生吃，但是加熱吃，或做成涼拌菜、燉菜、炒菜也都不錯。**

此外，其他膳食纖維多的食物，如**海藻**、**蒟蒻**、**菇類**、**豆類**（豆腐膳食纖維少）也應該先吃。

❷接下來「吃配菜」（以蛋白質為主）

配菜指肉類、魚貝類、蛋等。肉類可以和蔬菜一起食用，除了能幫助攝取更多蔬菜，還能抑制營養的過度吸收。不過，原則上是以攝取植物性食物為目標，所以還是要小心，避免攝取過多肉類。若有準備味噌湯等湯類，則可以在吃飯前先喝湯，增加相當程度的飽足感。

❸最後才「吃飯、薯類」（以醣類為主）

這時應該已經有點飽了，就算再喜歡吃飯的人，也吃不了太多吧？一旦習慣先吃蔬菜，**最後能吃的飯量有限，就可以避免吃太多**。想吃水果及甜點的話，最好排在這之後，只要肚子裡有充分的膳食纖維，就算吃甜食也不會造成身體太大的傷害。

先吃蔬菜，不必挨餓也能輕鬆瘦

這個飲食療法以蔬菜為主，所以除了需要「先吃」，「大量攝取」也一樣重要。只要一開始先吃大量蔬菜填飽肚子，這樣肉和飯的量就不用太多了。

我每次吃飯時，都會先花10分吃蔬菜。**現在這個社會，有不少人10分鐘就能吃完一餐，10分鐘能吃的蔬菜很多，生菜得花時間咀嚼，所以肚子會慢慢地越來越飽。**

如此一來，減重就會輕鬆到驚人的地步。每天的體重變化也變得有趣且開心，當你進入到快樂的階段後，因為期待隔天量體重，反而能享受那股肚子餓的感覺。

「**我能忍得住肚子餓耶！好棒！**」你會開始產生一種很奇怪的感覺，一種可以稱作「減重者的愉悅感」的快感。能走到這一步，成功就不遠了！減重成功跟戰勝糖尿病，就在眼前了！

「先吃蔬菜飲食法」，究竟有什麼魅力？

先吃蔬菜飲食法的優點，可以分為3大點：

❶因為時間效果，大腦可以獲得「飽足感」

人從開始吃飯到覺得滿足，需要花上一些時間。

不曉得各位有沒有這樣的經驗？假設你去一間你常去拉麵店。「**老闆，我要一碗拉麵！等一下！我還要白飯跟煎餃！**」你擔心拉麵可能會吃不飽，忍不住加點了白飯和煎餃，直到走出店後才發現：「**啊，今天吃太多了！**」

為什麼會這樣呢？其實人並不是只靠胃來獲得飽足感，吃下食物後，大腦會因為營養流入血液裡而產生飽足感，**所以就算胃裡裝滿食物，若營養沒有抵達腦部，就不**

會有飽足感。

通常從開始吃到產生飽足感，需要20～30分鐘。只要你先吃蔬菜，就可以把吃飯的時間輕鬆地拉長，使營養送到腦部。懷石料理及法國料理之所以花很長的時間上菜，除了希望客人好好享受食物外，也是為了讓客人在用餐時獲得飽足感，吃完後則有滿足感。

❷因為份量效果，可以獲得「滿腹」的飽足感

想獲得飽足感，「滿腹感」是一項重要因素，但如果一開始就吃高熱量的食物直到「肚飽意足」，會造成什麼後果，我想大家都很清楚。

獲得飽足感和滿足感，必須具備有3大要素：「肚子飽足」、「大腦飽足」、「內心滿足」。

3者之中，要自然而然達到「肚子飽足」的感覺，先吃大量蔬菜的效果非常好。實際上，**所有實踐過的人都異口同聲地表示：「因為不用忍耐，所以吃得很滿足！」**

另外，好好地咀嚼蔬菜，也可以促進胰島素分泌。

韓國有一句話叫作：「五味加一味。」在酸、甜、苦、辣、鹹這五味以外，還多加一味「心味」。人類不只利用肚子和大腦來獲得飽足感，還得藉由心這一個味覺來放大感覺。

例如，辣到飆汗時，你的感覺不只有辣而已，還伴隨了另一種辣到流汗的爽快感。吃熱騰騰的湯麵時，一邊吹氣一邊大快朵頤的快感，說不定也是一種「心味」呢！

❸因為防護效果，吸收醣類的速度大幅降低

在糖尿病預防及控制上，最重要的就是避免血糖值急遽上升，因此先吃蔬菜，大量攝取水溶性、不溶性膳食纖維，可以稀釋進入體內的醣類。

此外，**膳食纖維還能延緩小腸黏膜吸收醣類的速度，各位只要想像腸黏膜上多了一層防護層，就比較容易了解。**

日本人的膳食纖維攝取量，1950年時超過20公克，之後隨著膳食纖維攝取量減少，糖尿病患者隨之增加。近年來政府將成人的攝取量定在1天18公克，但糖尿病醫師則建議，糖尿病患者1天必須25公克以上的膳食纖維。

將1天18公克的膳食纖維換算成蔬菜，大約是1公斤，我現在就是以1天1公斤的蔬菜為目標，持續努力著。

飯前先吃菜，還可以抑制「飯後高血糖」

日本糖尿病學會曾經發表過一項有趣的研究結果，他們將第2型糖尿病患者分成2組，在最初的一個月，讓第1組患者先吃飯再吃沙拉，後2週則是先吃蔬菜沙拉再吃飯。第2組則相反，一開始是先吃蔬菜沙拉，4週後才讓他們先吃飯。

結果發現，先吃蔬菜的第2組患者，飯後血糖明顯趨低，胰島素分泌也被抑制。這項研究證明，**「先吃蔬菜」對糖尿病改善明顯有效**。

就像我前面說過的，飯後血糖的急遽上升是心血管疾病的一大誘因，先吃蔬菜不僅能預防心血管疾病，還能減少胰島素分泌，減輕對胰臟的負擔。

5勝2敗法則，輕鬆挑戰自己！

你想攝取大量蔬菜，但可能因為忙碌，或不喜歡蔬菜等理由，造成攝取量不足。這時，最簡單有效的方法就是營養補充品。

首先要先吃蔬菜，確實地大量攝取，這是基本原則。如果你不喜歡吃蔬菜，可以喝蔬菜汁，或使用營養補充品，不過，大前提是這些都得在飯前攝取。

另外，為了能持續飲食療法，我再教各位一個「5勝2敗法則」。開始飲食療法後，你有時總想破個戒，喝點小酒，或大吃一頓。這時，請各位想起這個法則，**也就是每個禮拜可以輸給自己的食慾2天。不過，剩下的5天，不論有什麼理由，都一定要戰勝自己！**

重要的是先持續贏，好讓自己有一些輸的餘地。假設你面前有一個包子，叫你現在吃掉包子，晚上少吃點飯，你可能很難做到；**但你可以規定自己，只要晚上少吃點飯，隔天就能吃包子**。

像這樣適時獎勵自己，不用一板一眼地完全遵守，要樂在其中。偶爾利用營養補充品、蔬菜汁來幫忙，也是一個不錯的方法。

不吃米飯主食瘦身效果佳？小心弄壞身體！

最近醣類限制的飲食法，成為討論的話題焦點，聽說不少人陸續利用這個方法改善了糖尿病，或戰勝肥胖。

在發表我的看法前，必須先澄清一點。首先，在談到醣類限制，最容易感到困惑的就是「醣類限制」和「醣類計量」了！這兩個詞常被人混用。

「醣類限制」指的是徹底限制醣類的攝取量；而「醣類計量」則是較溫和的醣類限制，將重點放在依照攝取的醣類量，決定所需的胰島素量。

醣類計量目前受到許多糖尿病醫生的認同，至於醣類限制飲食法，目前則尚未完全被接受。

其實我也一樣，剛聽到醣類限制時，也覺得過於偏激，但慢慢了解理論及實績後，我的偏見就消除了。所以，我想和大家分享我對醣類限制飲食法的感想。

不攝取醣類，就能改善糖尿病？

醣類是血糖上升的原因，所以的確只要不攝取醣類，血糖就不會上升。許多人嘗試後發現，只要把攝取量減少到現在的40％以下，就能讓糖化血色素降低。

然而，這個飲食法長期持續，會出現幾個問題：

首先，碳水化合物攝取量減少後，相對地，蛋白質和脂肪的攝取量勢必增加。**如果因為高脂肪飲食引發肥胖，不僅會造成胰島素敏感性變差，內臟脂肪也會增加，**使得健康狀況變差。

此外，大量攝取肉類、魚類、蛋類、大豆等的高蛋白質飲食，對於人類來說是否健康，目前還是未知數。**高蛋白質飲食所帶來的問題中，最具代表性的是腎功能異**

常。目前已經發現高蛋白質飲食，會讓腎功能異常者的腎功能降低，對腎功能正常的人會造成什麼影響，目前則尚未明瞭。

另一個重要問題是酮酸中毒。半吊子地限制醣類攝取，會造成三酸甘油酯升高，使得酮酸中毒的可能性增加。

在我減肥的過程中，曾經有一段時期刻意減少醣類攝取，那時的三酸甘油酯大約是400mg/dl，一度擔心自己會酮酸中毒，但實際上什麼事都沒有發生。

我本身這方面的經驗不多，所以無法斷言，但醫師們在治療糖尿病時，都十分害怕發生酮酸中毒。

幸好，推薦醣類限制飲食法的醫師們，都表示暫時性的高酮血症會逐漸改善，而且也不曾聽過因為限制醣類攝取，而引發酮酸中毒的例子。

胰臟疲勞患者，減醣飲食是妙招！

人類在最近的1萬年間，是不是已經習慣了以碳水化合物為主要能量的生活？在某方面，答案也許為「是」，但想到糖尿病時，就會覺得還是有點「適應不良」。儘管讓血糖上升的荷爾蒙有很多種，但降低血糖的荷爾蒙卻只有胰島素一種。

而且，近60年來人類「食慾」不斷高漲，超越了進化的速度，加上胰島素敏感性變差的火上加油，胰臟β細胞受到攻擊，使得醣類的利用變得難上加難。

有鑒於這些背景因素，我可以告訴大家的是：「**限制醣類攝取對於胰臟疲勞的人，是個有效的方法。**」此外，研究發現，對幾乎不分泌胰島素的人，進行溫和的醣類限制，可以讓糖化血色素越來越低。

對於胰臟、胰臟功能受損的人，只要密切注意低血糖及低密度脂蛋白，就可以進行醣類限制飲食法，而且還能獲得不錯的效果。

全面減醣之前，請試試「先吃蔬菜養生法」

另一方面，先吃蔬菜養生法蔬菜的量越多，在某個層面上，就越接近醣類限制飲食法。胰臟的剩餘功能還不錯的人，先吃蔬菜，再妥善利用醣類，才是比較實際的做法。**胰臟已經精疲力竭的人，可以限制醣類的攝取，至於胰臟還很健康的人，特別是年輕人，我推薦先食蔬菜療法。**

你應該也希望透過先吃蔬菜養生法，培養健康的飲食習慣，守護自己的胰臟吧？我們的祖先已經證明，只要飲食不過量、妥善利用醣類，就可以「健康呷百二」。

目前我們最想知道的是，胰臟疲憊不堪、可憐的糖尿病病友們，能否藉由醣類限制飲食法，獲得良好的改善。不過，這個飲食法才剛問世，目前還沒有報告證實能有長期改善，今後我將持續關注它的發展。

第6章

改善糖尿病，靠自己最好！

如何和菸酒、藥品相處，
善用健檢維持健康？

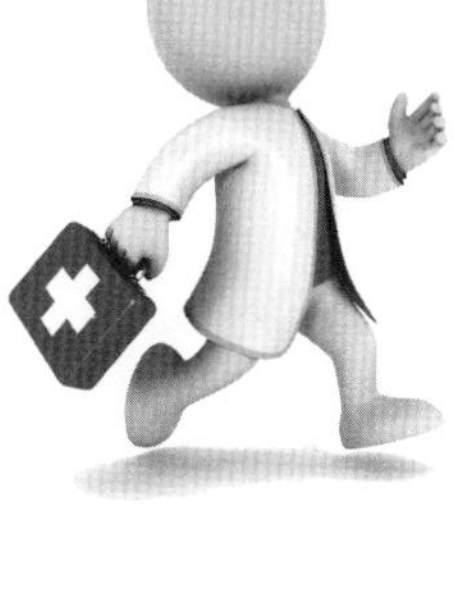

糖尿病沒有神醫，只能靠自己！

電視等各種媒體，經常可以看到一些被稱為「神醫」的人。成功摘除手術難度高的腦腫瘤的腦神經外科醫師、奇蹟似地治好受損心臟的心臟外科醫生等，他們都因為神乎其技的醫術而備受尊敬。

你的周圍，也有神醫。地方上的名醫藉由觸摸腹部、觀察血液，發現盲腸破裂；經驗老道的內科醫生會聽患者講話，從中獲得資訊，再從家人的情況、整個地區的傳染病動向，判斷是不是流行性感冒。

因此，患者容易產生誤解，覺得：「只要遇到好醫師，什麼病都可以治好。」

然而，**這世界有些病是治不好的，或者非常難治，最具代表性的就是糖尿病、高**

血壓，以及腎衰竭。

這3種病的共通點是，發現患病時通常已經得病超過10年以上。發現以前，疾病無絲毫症狀地慢慢惡化，損害全身器官，等到你偶然發現時，臟器已經受到非常大的傷害了。

例如，**腎臟只有在功能受損到只剩5分之1以下，才會出現症狀。當功能只剩下10分之1時，就必須要洗腎**，除了苦苦等待腎移植外，沒有其他的治療方法。

糖尿病的病灶「胰臟」也是一樣，經過10幾年的虐待，分泌胰島素的β細胞受到不可逆的破壞。

讓人類的β細胞復活相當困難，能讓胰臟起死回生的方法，目前恐怕除了胰臟移植以外，別無他法。

不要拖！盡早發現，盡早治療是唯一方法

幸好高血壓的治療有進展，只有它和50年前的方式恍如隔世。新的治療藥物不斷問世，時代已經進步到只要好好服藥，就能有效控制血壓。對於醫藥發展，身為高血壓患者的我，打從心底感謝。

患者們可能多少都抱有一絲期待，覺得疾病一定有藥醫。利用這個機會，我坦白地跟大家說：「糖尿病、高血壓、腎衰竭這3種病，既沒有神醫，也沒有神奇療法存在。」

神醫，其實就是你自己！當你發現自己有糖尿病，請盡早就醫治療。在這個章節，除了前一章的3個習慣以外，我還要向大家介紹，日常生活中處理菸酒問題的方法，如何阻止糖尿病惡化，以及如何避免腦中風。

戒酒吧！別苦了家人，才能快活享受人生

糖尿病患者喝酒的人很多，尤其男性患者，可以說幾乎每天都在喝酒。酒會對糖尿病造成什麼影響？這實在令人感興趣，於是在偶然的機會下，我問了幾個糖尿病專科醫生：「酒對糖尿病有什麼影響？」

他們回答：「跟抽菸比，還算可以。」、「少量的飲酒，不會有影響。」、「喝一點酒，可以減少腦梗塞和冠狀動脈疾病的發生。」擁護派的意見居多。

但是，也有些人提出比較嚴格的意見。例如：「光是戒酒，就能讓糖化血色素下降1～2％！」、「導致糖尿病病發的最大因子，就是每日飲酒。」、「只要有喝酒，就不可能減肥成功。」

只要少喝點酒，血糖就會持續下降？

我刻意觀察這幾位醫生，果然不出所料，擁護派的醫生都喜歡喝酒，而嚴格的醫生則常看他們喝烏龍茶。醫生也是人，只要自己有喝，就很難叫人不喝。

我偶爾會和認識很久的患者說：「**你要不要試試1個月不要喝酒，看看糖化血色素有什麼變化？**」可惜的是，我認識的人當中，只有一個人憑自己的意志這麼做，那個人就是我老婆。

她沒有糖尿病，只是每次健康檢查時，糖化血色素都在標準值前後上上下下。我老婆是營養師，也不管自己同樣站在指導患者的立場，因為討厭糖化血色素在健檢報告上被標示成紅色，就把氣發在我頭上：「**為什麼我每天吃這麼多蔬菜，糖化血色素卻是5.3%呢？**」

這時要是跟她說真話，後果可能會一發不可收拾，我只好選擇默不吭聲。直到有一天，老婆發現可能是每天喝的啤酒有問題，於是在她毅然決然地戒掉每天都喝的2

罐啤酒。

健檢結果，**原本糖化血色素5.3%，才1個月就成功地降到4.7%，我老婆十分開心地說：「竟然可以下降這麼多！」**經過這件事後，老婆徹底戒掉每天飲酒的習慣。

至於我呢？我一年頂多喝個1天2天。我以前每天都得喝500毫升啤酒與3～4杯燒酒，等到我決心減肥後，就再也不喝了。

適量飲酒可以預防疾病，過量則適得其反

我的故事姑且不談，我們回頭聊聊戒酒對糖尿病有什麼好處吧！

在偶然的機緣之下，求之不得的機會連續造訪，2位男性糖尿病患者，因為腰部手術而住院。住院當然不能喝酒，某個程度上也避免了飲食過量。

比較他們住院前後的體重跟糖化血色素，發現A先生體重從86公斤掉到81公斤，糖化血色素從7.8%降到5.5%；B先生從82公斤變成81公斤，糖化血色素從7.5%降到6.1%。

這2位患者在出院後，就很歡天喜地地恢復每天喝酒的生活。**A先生可能因為沒有復胖，糖化血色素維持在6.0%左右；但B先生卻打回原形，再次回到7.5%。**

雖然知道對身體不好，卻怎麼也戒不了，酒的魅力真讓人不得不佩服。我不認為酒一定不好，喝酒可以助興，**流行病學的報告也指出，1小杯的酒可減少腦梗塞發病機率，也可以避免心肌梗塞和狹心症**。不過，這並不表示所有的人都可以肆無忌憚地每天飲酒。

身體具有恢復能力的人，可以喝點小酒，放鬆一下；但也有人像我一樣，喝酒後症狀一定會惡化。

疾病已經惡化到最糟狀態的人，看到別人喝酒，就會想：「**別人可以喝酒，那我也可以喝！**」我不希望你們這樣想。

當身體還有餘力，你是要一點一點地使用，享受各種歡樂？還是陷進絕望的深淵，每天杯不離手？或許現實讓人很想逃避，但如果因此一病不起，最辛苦的還是你的家人，所以，請多為家人想想吧！

不管你的健康是處在哪個階段，請將剩餘的能力當作財產來評估。我希望各位都努力讓自己有個快樂人生。

糖尿病患者抽菸，會急速縮短「存活率」

我戒菸快3年了，現在看到抽菸的人，還是會忍不住羨慕：「真好！神允許他們抽菸……」

我戒菸並不是為了健康。M先生邀請我當社區舉辦的健康活動演講人，他致力推動禁菸活動，認為戒菸有助於預防心臟疾病及腦中風。他每讓一個人成功戒菸，就會在桌上畫成功記號，目前記號已經超過1百個了。

他知道我是重度吸菸者，卻還是要請我參加社區的健康活動，我很想報答他，想來想去終於想到：「**對了！我戒菸的話，M先生一定會很開心！**」所以我就把醫師會的前輩T拖下水，一起戒菸。

戒菸不難，想讓血液清澈，就戒掉吧！

過程中有不少人潑我們冷水，但多虧了戒菸輔助藥物的幫助，我們很輕易地就戒除了菸害。藥的名字叫「戒必適」，我和T先生從宣誓戒菸開始，就服用這個藥物。這個方法的好處在於，你不用突然強迫自己克制龐大的菸癮。

儘管如此，卻還是存在著一股說不出的甜美誘惑。

「只抽一根不要緊吧？」

「怎麼可能不要緊！只要抽一根，就停不下來了！」

戒菸專家亞倫 卡爾說：「**香菸這個東西是你抽了一根，就會想要下一根。你不抽第一根的話，就不會想要下一根。**」說得非常有道理。

戒菸後我覺得最好的事情，就是社區裡聽到我戒菸的幾個人，都跟著戒菸了。戒菸這種事，好像會傳染。我瘦身成功時也是這樣，「醫生只有你瘦下來，太沒天理了！」好幾位婆婆媽媽也自動開始減重。

抽菸會讓血液黏稠，抽越多，死越快！

每個人知道香菸對身體不好，抽菸者和非抽菸者罹患腦中風和心肌梗塞的機率更是天差地別。

抽菸會讓血管收縮，導致血液循環變差，而香菸中所含的一氧化碳，更容易跟紅血球結合，取代氧氣跟著紅血球在體內循環，使全身細胞陷入缺氧狀態。

於是，身體為了供氧只好製造更多紅血球，血液裡的紅血球越多，血液就越黏稠。**糖尿病患的血液已經夠黏稠了，再加上菸害，血液循環變得更差，等於是害自己用最快的速度變成5年存活率50%**。

不過，就算你覺得非戒不可，也不一定做得到。沒錯！這聽起來實在令人擔憂，但請相信我，現在的戒菸方法已經有長足的進步，就算沒有毅力，也可以輕鬆戒菸，只要踏出一小步，你就會發現：「原來沒那麼難嘛！」

戒菸門診的醫師都是專家，請拿出勇氣去看診。「我戒得了嗎？」我認為你一定做得到，一定可以輕鬆跟香菸說拜拜。

不能喝酒，也不能抽菸，對許多糖尿病病友們，一定覺得生活的樂趣變少了吧？不過一旦你開始戒菸，你就會發現，再也不用辛苦找抽菸的地方，是多麼輕鬆又沒有壓力的事。

然後，把這個樂趣保留到年老以後，在去另一個世界前，好好地抽一次菸、享受一下。

認識「糖尿病用藥」，穩定控制病情

本書宗旨不在解說藥物，但我想把自己「如何選藥」，就像和門診病患說明一樣寫在這裡。

❶ 磺醯尿素類

胰島素分泌能力還不錯的人，最常使用的藥物是「磺醯尿素類」，這種藥物會直接作用在胰臟β細胞，促進胰島素分泌。**「磺醯尿素類」具有非常強的降血糖效果，就因為效果好，所以容易引起低血糖、藥效過長、容易發胖等缺點。**

❷ Glinide類

同樣刺激β細胞的藥物，還有「Glinide類」，Glinide類是速效型的藥物，適合在血糖一天內上下劇烈波動時使用，但活著的β細胞若數量不多，則無法發揮藥效。

另外，想避免低血糖，則可以服用「α-GI」。這種藥物能阻礙多醣類在小腸內分解，降低葡萄糖的吸收速度。我自己也常服用這種藥，**不過基本上只要好好攝取蔬菜，就不用吃藥，從某個角度來說，蔬菜扮演了天然α-GI的角色。**

❸ 雙胍類

「雙胍類」藥物可抑制肝臟釋出，**避免小腸吸收葡萄糖，促進肌肉及脂肪吸收葡萄糖，可以說是一種緩和胰島素阻抗的藥物，經常用於肥胖型患者身上。**最新藥物是視血糖值高低促進胰島素分泌的「腸泌素類」藥物，效果十分良好，不過若是和磺醯尿素類一同使用，則容易產生低血糖。

● 聽醫生指示，選擇適合用藥，糖尿病一定可以控制

每種藥物有各自的特徵，藥效也都獲得了證實，只要視患者的胰島素分泌能力、胰島素阻抗的程度、飲食療法和運動療法的實踐程度，妥善用藥，就一定能發揮良好療效。

另外，**在選擇治療藥物時，和醫生溝通比什麼都重要**。重點是請醫生好好說明，了解為什麼要開這款藥物給自己。

80％的人忽視健檢，無預警倒下。你是不是下一個？

利用3大數據，了解自己的健康情況

無論糖尿病、高血壓，還是動脈硬化，惡化時幾乎都沒有自覺症狀。特別是動脈硬化，只要血糖和血壓「稍微偏高」，惡化速度就十分驚人。為了阻止動脈硬化、預防腦中風和臥床不起的情況發生，培養正確知識相當重要。

我所說的正確知識，並不是指關於健康的一般常識。「現在的身體狀況如何？**還有，這個身體將來會變成怎樣？」**重要的是自己，而不是一般論。

要了解自己，最方便的方法就是利用以下3項數據：

血管硬度年齡分布圖

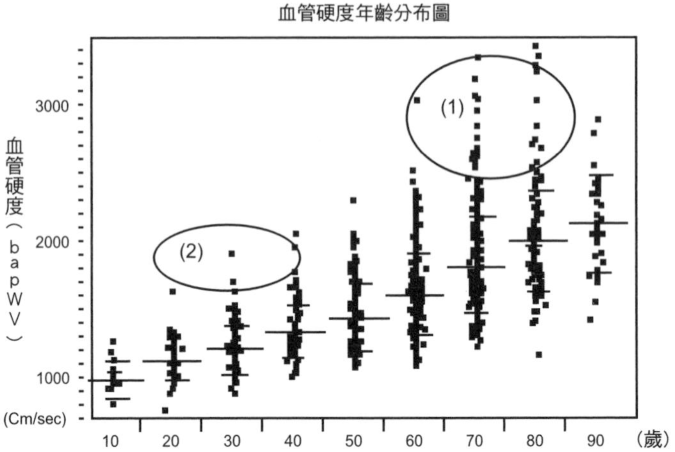

❶ **血壓**

❷ **體重**

❸ **飲食品質和熱量**

這些你自己就能掌握，但血糖、糖化血色素、膽固醇，不去醫療院所就沒辦法測量，而且就算去醫院，如果沒有明顯病徵，也不一定能做檢查。能將這些通通測量完畢的大好機會，就只剩健康檢查了！

上頁表格可以看出隨著年齡增長，血管硬度也越來越高。此外，**年輕人血管硬度正常者和硬化者差距不大，但隨著年紀增長，差距就日益顯著。**等到了

90歲，就看不到硬化程度極高的人了，因為他們不是過世，就是已經臥床不起了。

這裡想請大家注意的是，在❶範圍內的人（血管明顯硬化），年輕時的血管狀況又是如何？我想大概屬於❷的範圍內吧！就跟學校成績一樣，國中成績不理想的孩子，大多早在小學低年級，就已經不太會讀書了。既然如此，你可能會問：「我在圖中哪個位置？以後又會朝哪個方向發展？」**要確實掌握自己身體的狀況，「健康檢查」是最簡便、最好的方法**。

● 定期健康檢查很重要，別忽略它！

然而，日本全國的健檢受檢率卻只有30%。也就是說，高達70%的人沒有接受健康檢查。我問那些沒做健檢的人：「為什麼不做健康檢查？」每個人的回答都不一樣。

「我只是血壓有點高而已。」

「只不過膽固醇有點高而已，別的地方都沒問題。」

所以大家就誤以為「自己的健康沒問題」。然而，**某項調查指出，因為大血管疾病突然病發，被送往醫院急救的患者中，將近80%的人平常沒有健康檢查的習慣。**

為什麼不做健康檢查呢？誤以為自己的健康沒問題的人占最多數；其次是明知健檢的重要性，卻裝作沒這件事；最後則是根本沒興趣，或太忙的人。

你了解事情的重要性了嗎？突然倒下而送醫的人，有80%沒做健檢。相反地，平常關心身體狀況的人，即使毛病很多，也很少突然倒下。

有個驚人的研究指出，突然倒下的人事實上75%只不過是血壓稍微偏高。所謂的「稍微偏高」，是指收縮壓介於130~140mmHg，做健康檢查的人當中，每2人就有1人符合這個數值。正在看這本書的你，說不定也屬於這個族群。

此外，健康檢查還有一個優點。左圖顯示出連續7年做健康檢查者的血壓變化狀況。接受追蹤調查的這些人，雖然沒有出現顯著差異，但他們的血壓都下降了1~2mmHg，隨著年齡增長而出現的血壓上升的情況，也都獲得有效的控制。

健康檢查者的血壓變化

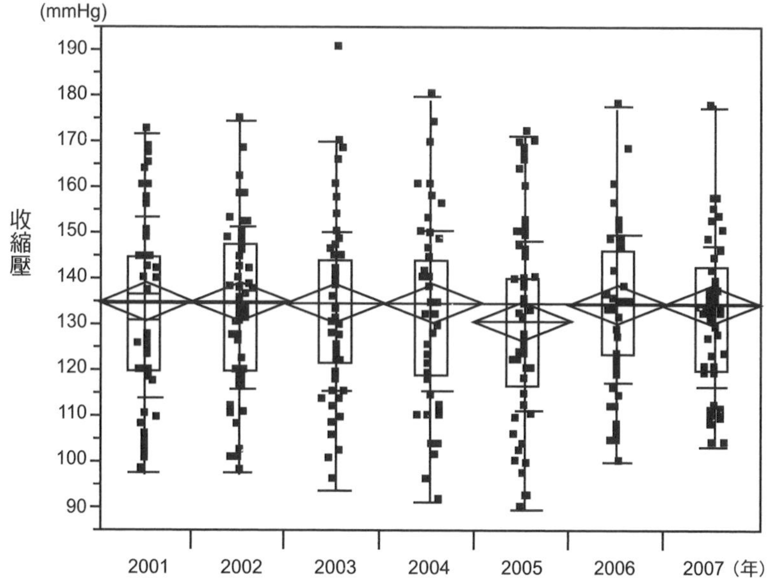

我認為「健康檢查」是一個起跑點，可以讓生活、想法態度都朝著變健康的方向前進。社會常受成見控制，「鹽分對身體是必須的！」、「夏天會流汗，所以需要補充鹽分。」等都是其中一例。為了不被成見迷惑，守護自己、家人和孩子的健康，你需要正確的知識。

透過健檢可以獲得醫療院所用心提供的詳細資訊。提高社會全體健康水準的第一步，就是相約做健檢。

提高社會健康水準，擺脫「臥床不起」

糖尿病這種疾病，不受控制大肆流行的原因，一是因為「沒有自覺症狀」；二是因為「不管什麼都覺得好吃」。

「沒有任何不便」＋「覺得好吃」＝「怎麼樣都阻止不了！」

目前沒有任何東西，可以阻止糖尿病的快速攻擊。而且，任何一件事都比糖尿病令人迫切擔心，對於高血壓、糖尿病的憂慮，只要轉頭就能忘記，因為這些不具體的不幸得過很久才會發生，一點真實感也沒有。

該怎麼做才能避免看不見的敵人「糖尿病」的威脅持續擴大，預防動脈硬化、減少腦中風的病發呢？這時，**我們需要的是「提高社會全體的健康水準」**。

例如，過去人們對流行性感冒漫不經心，覺得：「不過是流感，不准休息！」、「這麼一點小病就休息，收入會減少。」後來因為新型流感的大流行，社會大眾的想法產生了極大的改變。

只要得了流感，公司和學校就會叫你：「在治好之前不准來。」而且，再也看不到那種過分強調工作精神的人了。反而開始出現一些過度緊張的反應：「沒有醫師開的診斷書，就不能去公司。」、「我小孩得了腦膜炎，他會不會死？」這在某個層面來說，是維護社會全體健康的意識，獲得提昇的一種表現。

留給後代子孫一份「健康遺產」

社會的健康水準提高，可以直接增進我們的健康。接著，腦中風的發生率也會變低，腦中風患者比例跟著下降。於是，癌症、自殺及交通事故所占的比例就會相對地變高。

我不認為癌症、自殺、交通事故等是無法解決的事情，但預防造成臥病不起的腦中風，是獲得幸福的一大目標。

而且，我們這一輩的健康水準提升，就能確實傳給下一代，鹽分攝取量的變化，就是最好的證明，減鹽的飲食風潮，使得鹽分攝取量下降，再加上藥物發明有了長足進步，在這60年來日本人的血壓平均降了20mmHg。

現在我們一天平均攝取12克的鹽，也不會覺得食之無味，如果我們這一輩能成功將鹽減半至6公克，我們的孩子就可以不費吹灰之力，獲得健康水準提升的正遺產。

現在社會上充滿了負遺產——「生活習慣病」，如果這個狀況持續不變，這項遺產就會確確實實地傳承到後代子孫手上吧？但如果能將社會全體的健康水準提升，就能留給下一代一份截然不同的遺產。

第7章

好好保養「血管」，老來不怕病來磨

實現「幸福臨終」理想，
傳承子孫「健康遺產」

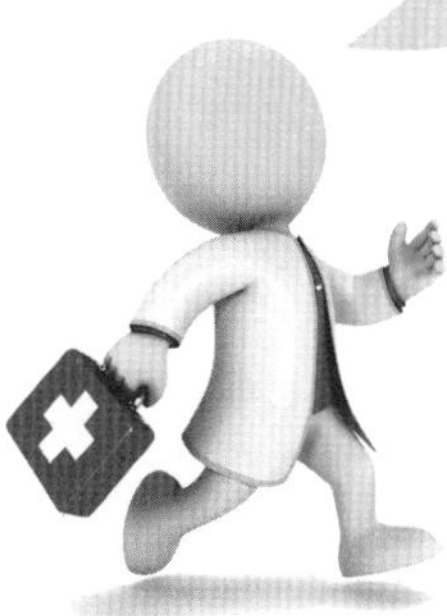

保健血管，預防「久病臥床」的老年生活

統計資料顯示，**長期臥床者約有半數是因為「腦中風」，因此預防腦中風，有助於預防長期久病臥床。**

調查我看診地區居民長期臥床的原因，54位長期臥床者中，約有46%是因為腦血管疾病（腦出血、腦梗塞、蜘蛛膜下腔出血），9%是失智症。據說失智症的一半屬於血管性失智症（與小型腦梗塞多次復發有關），所以總計55%的長期臥床者是由腦部疾病所造成的。

1百年前很少使用「長期臥床」這個詞，即使是50年前也不常聽到。這是為什麼呢？**因為得到造成長期臥床的疾病，也就是腦中風的人，大約在病發後的2～3天，**

最長1個月內就往生了！

然而，在這50年內，長期臥床者越來越多了，特別是近10年，長期臥床的議題以別的名稱——「看護問題」受到關注。

費用龐大、傷神又傷心的痛苦臥床生活

長期臥床花費龐大，為什麼呢？長期臥床者幾乎都需要定期到醫院報到，所以除了看護費用外，還要再加上一筆醫療費用。

更慘的是，假設單親家庭、子女得獨自一人照顧父母親，他為了照顧父母而辭去工作，等到可以再返回職場工作時，恐怕已經年近50歲，很難再回到職場了。

像這樣獨力照顧的情形，只要孩子辭去工作，就等於失去收入來源，有人甚至因此走上絕路。可見長期臥床不只會造成結構性貧窮，更是悲慘事件發生的原因所在。

「長期臥床是地獄。」我的患者中有一位I先生，不只頸部以下全部麻痺，語言

中樞也受損。他無法說話，不管說什麼，我聽起來都像是「啊……啊……」。我常帶女兒去他家看診，因為頻繁造訪，我女兒和I先生也越來越熟。女兒好像聽得懂他說些什麼，不久之後，他倆開始講起悄悄話。

每次講完後，我的女兒就會跟我說：「爺爺好可憐喔！真的好可憐。」I先生似乎對我女兒說了什麼，但我完全無法理解。

有一天，**我問我女兒：「為什麼妳覺得那個爺爺很可憐？」**

女兒卻回了一句很可怕的話：「因為那個爺爺每次見面都說：『殺了我吧！』。」

我的女兒當時才小學3年級。長期臥床是地獄，讓人痛苦想拜託一個小學3年級的孩子殺了自己。

據說I先生每天晚上哀求太太：「**我很想死，殺了我吧！**」長期臥床就是這麼痛苦，彷彿置身地獄一般，把人逼得求生不能，求死不得。

預防「腦中風」，給自己一個愉快的老後生活

所以，我們不能因為腦血管疾病長期臥床。腦血管疾病不只臥床期間長，住院期間也長。統計資料顯示，因為腦血管疾病住院的情形，男性平均85天、女性126天，是癌症及心臟病的3倍以上。

長期臥床者半數都是候「腦中風」，而且因為腦中風而臥床的情形，不管是臥床日數或住院日數，都遠比其他患者來得多。加上亞洲人動脈硬化性疾病，壓倒性地容易發生在腦部，這也成為亞洲人長期臥床者增加的一大主因。

我認為世界上沒有任何一個人是該死的，但卻有許多人是不想活卻被迫活著。會讓人不想活下去的老後生活，我想絕大部分都是因為腦中風而造成的吧！因此，我和一群夥伴以「長期臥床者減半」為目標，實際在我們居住的區域推動這項活動。

達到「無病無痛、自然死亡」的理想目標

「普通的生活」是導致長期臥床的最大原因

我記錄並分析近10年社區內死亡、疾病、長期臥床發生的情形，不斷思考如果世上有「豐富的老年生活」或「幸福的老年生活」，究竟是什麼樣子？最後，得到了一個結論，那就是「普通的生活會導致長期臥床」。

普通的飲食、普通的生活是最危險的！我發現，想要達到「無病無痛自然死亡」的理想，平常就必須像「繳稅」一樣，盡一些義務。

大家一聽到繳稅，可能會覺得很討厭，但其實只要做到前面所說的3件事就可以

了，我再複述一次：

❶每天早上量血壓

❷每天早上量體重

❸吃飯先從「蔬菜」開始吃

如果能確實做到這3件事，就能減少腦中風的發生。

實現3大習慣，腦中風發生率降到1/3

雖然在我居住的地區，10年前的人口組成和現在有些不同，但在我剛來這工作的前5年內，共有16人得到腦中風，等我開始推動3項習慣後，5年內只有5人發生腦中風。

當然，保健師、營養師所扮演的角色也十分重要，剛開始我一人孤軍奮戰，後來保健師、營養師也一起推動，普及速度就十分驚人。現在，70％以上的健檢受檢者、

95%以上的診所受診者，會在家自行量血壓。他們並不是因為血壓高，而是為了避免高血壓才量的，預防疾病的觀念已經在社區向下紮根了。

對於有按時服藥、控制血壓的人來說，居家血壓是決定藥物種類及藥量的重要資訊。此外，它還是一份珍貴的紀錄，是醫師跟病患開始討論健康情形的契機。**血壓測量不管在預防或治療上，都是最有力的資料。**

體重和血壓，反映出最真實的你

推動體重測量，對於年輕世代來說尤其有效。當然，兒童肥胖也是嚴重的社會問題，但這不在我的專業領域內。

從很久以前開始，政府就呼籲國民要注意代謝症候群，從預防的觀點來看，最容易測量的身體指標就是體重。

每天早上站上磅秤量體重，你會有很多新的發現。喝酒後的隔天體重會增加、早上跟晚上體重有差異、夏天和冬天體重差3公斤左右等等，因為體重產生變化而發現患者罹癌症或自殺傾向的例子，更是不勝枚舉。

量體重雖然簡單，卻是很有用的健康資訊。此外，大部分的人只要每天量體重，行動就會產生變化。**例如，如果你比昨天胖了8百公克，當天可能就會盡量避免吃零食。相反地，不量體重的人就會不加思索地，把一堆對身體沒用的食物往嘴裡送。**

量體重是件可怕的事，為什麼？因為和量血壓不一樣，你沒法找藉口。不管量幾次，胖了就是胖了。但是能夠克服恐懼的人，就可以知道自己的健康情況，以及接下來該怎麼做。

早上的血壓、體重，都是把自己到昨日為止所有的行動，赤裸裸地呈現出來的結果。你要每天回顧反省，想像自己今天的樣子。**每天、每週、每月、5年、10年不斷累積下去，你就可以實現自己所描繪出來的健康願景。**

糖尿病已開始「年輕化」，你知道嗎？

如同在本書先前提到的，大部分的生活習慣病都是近60年來，人們拚命吃在過去1萬年間幾乎沒吃過的食物所致。因為進化過程不同，有些食物過去沒吃過，卻在最近60年來，價格變得異常便宜，而且還很美味。

小孩們會吃得非常開心，熱量高的食品讓他們發自本能地覺得美味，於是把蔬菜擺到一旁，拚命吃肉類和脂肪。

另外，近年來女性一窩蜂地減肥，就連懷孕期，也不願意增胖。「出生時小小的沒關係，再養胖就好了。」各位媽媽們，這實在是不智之舉。於是，**腹中的胎兒會覺得自己活在「飢餓時代」，自動進入節約模式**。

亞洲人原本就已經是一個採節約型進化的民族，再加上生下來的孩子又是處於節約模式，會產生什麼問題？節約模式的孩子，體型自然大不了，就連荷爾蒙的分泌，也都處於節約模式。

但他所出生的世界，卻是一個營養過剩的世界，出生時小小的嬰兒，因為父母親希望他頭好壯壯，所以就拚命餵食，理所當然會發生「故障」。

把「健康」這項遺產，傳承給下一代

目前，在急速發展中的印度等亞洲各國，糖尿病的年輕化變成國家問題，日本也走在同一條路上。

歐洲人在進化的過程中，已經跟高脂肪食物戰鬥了數千年，培養了「就算胖也不會生病」的體質。但是亞洲人在近60年才開始與高脂肪食物戰鬥，孩子們不曉得自己正處在戰爭中最激烈的時刻。

察覺危險、提早準備，把方法和習慣傳給後代是父母的責任，我們的努力，當然會直接反映在我們這一代的健康上，不只如此，更令人開心的是，往後的孩子們不做任何努力，就能獲得最基本的健康。

努力讓自己變得更健康，實現不用長期臥床的老年生活，這些成果一定能傳給下一代。如果能傳給下一代，對作父母的人來說，沒有比這更讓人開心的事了！

後記

與糖尿病一同奮戰，打造安穩人生

早上一到診所，滿桌子都是通知信。其中一封是合作醫院所舉辦的CPC通知，所謂CPC是指「臨床病理討論會」，由某位醫師提供病例，大家一起進行討論，介紹患者的治療過程。

究竟是什麼樣的病例呢？內容大約是這樣的：

「病例：50歲男性，因糖尿病導致腎衰竭，接受腹膜透析6年。最近6個月由於排水量變少，每週改做1次血液透析，導致導管感染，併發腹膜炎。住院後，使用抗生素治療，卻無法消滅細菌，最後因為感染性休克而死亡。」

「聽起來真恐怖，說不定明天就發生在我身上？」雖然心裡這樣想，我還是一派輕鬆。

醫師這份工作，就算盡了最大努力，也沒辦法避免不幸。周圍有許多人康復的同時，也有許多人死亡，這樣不幸，就像家常便飯一般自然。這位50歲的男性病患，對醫師來說，可能只是「雖然很不幸，但每天都在發生。」、「雖然難過，但必須要往前看。」的一段插曲。

讓我們攜手跨過命運的轉捩點

然而，隨著日子一天一天地過去，我卻越來越沒辦法忘懷，漸漸地，我把自己和這位男性重疊在一起。

仔細想想，即使我醫師經歷尚淺，也知道死亡會毫不留情地造訪，等到事後再回過頭來看，才會發現：「原來那時正是命運的轉捩點。」可是當下，大部分人絲毫無法察覺。

醫師總在一般人無法預知的命運轉捩點上，努力企圖扭轉命運之舵，不讓患者陷入死亡深淵，但不見得每次都能成功。

所以，即使我自認為身體還沒康復，卻不知不覺中邁跨過了好幾個生命的轉捩點，幸虧每次都得到很多人的幫助，我才不至於跌落死亡深淵。現在我能一邊跟糖尿病奮戰，一邊過著安穩的生活，都是因為那些在背後默默支持著我的人。

這本書是為了感謝那些在我的生命轉捩點，努力幫我扭轉命運之舵的人而寫的。我的員工和家人、朋友們，謝謝你們總是在背後默默支持任性的我，我打從心底感謝你們。

內場廉

HealthTree
健康樹　健康樹系列 117

糖尿病一定有救【暢銷修訂版】

糖尿病で寝たきりにならないための血管マネジメント

作　　者　內場廉
譯　　者　楊孟芳
總 編 輯　何玉美
主　　編　紀欣怡
封面設計　張天薪
內文排版　菩薩蠻數位文化有限公司

出版發行　采實文化事業股份有限公司
行銷企劃　陳佩宜・黃于庭・馮羿勳
業務發行　盧金城・張世明・林踏欣・林坤蓉・王貞玉
會計行政　王雅蕙・李韶婉
法律顧問　第一國際法律事務所　余淑杏律師
電子信箱　acme@acmebook.com.tw
采實官網　http://www.acmebook.com.tw
采實粉絲團　http://www.facebook.com/acmebook

I S B N　978-957-8950-55-9
定　　價　300 元
初版一刷　2018 年 11 月
劃撥帳號　50148859
劃撥戶名　采實文化事業股份有限公司
104 台北市中山區建國北路二段 92 號 9 樓
電話：(02)2518-5198
傳真：(02)2518-2098

國家圖書館出版品預行編目資料

糖尿病一定有救 / 內場廉作 ; 楊孟芳譯 . -- 修訂一版 . -- 臺北市 : 采實文化 , 2018.10
面 ;　公分 . -- (健康樹系列 ; 116)
譯自 : 糖尿病で寝たきりにならないための血管マネジメント
ISBN 978-957-8950-55-9(平裝)

1. 糖尿病

415.668　107012317

采實出版集團
ACME PUBLISHING GROUP

廣 告 回 信	
台北郵局登記證	
台北廣字第03720號	
免 貼 郵 票	

采實文化 采實文化事業有限公司

104台北市中山區建國北路二段92號9樓

采實文化讀者服務部　收

讀者服務專線：02-2518-5198

糖尿病一定有救

[暢銷修訂版]

我40歲得糖尿病，「先吃蔬菜養生法」有效控制血糖，抗糖20年醫生的真實告白

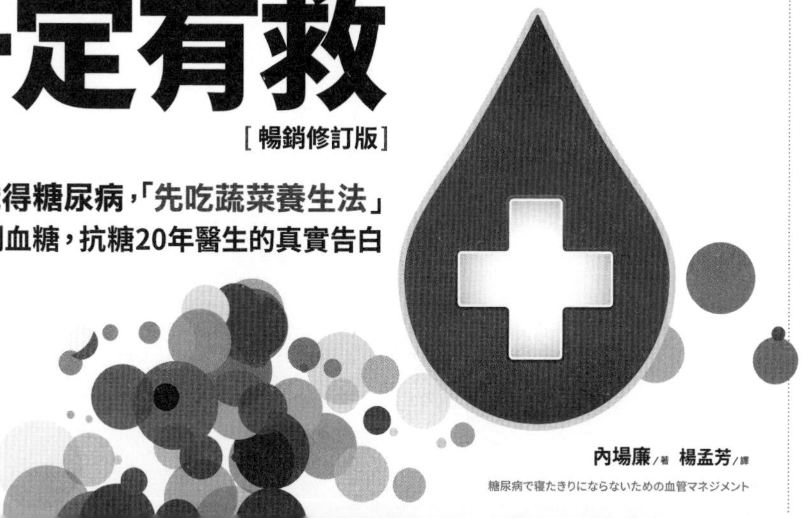

內場廉／著　楊孟芳／譯

糖尿病で寝たきりにならないための血管マネジメント

健康樹系列專用回函

HealthTree
健康樹

糖尿病一定有救【暢銷修訂版】

讀者資料（本資料只供出版社內部建檔及寄送必要書訊使用）：

1. 姓名：
2. 性別：☐男 ☐女
3. 出生年月日：民國 年 月 日（年齡： 歲）
4. 教育程度：☐大學以上 ☐大學 ☐專科 ☐高中（職） ☐國中 ☐國小以下（含國小）
5. 聯絡地址：
6. 聯絡電話：
7. 電子郵件信箱：
8. 是否願意收到出版物相關資料：☐願意 ☐不願意

購書資訊：

1. 您在哪裡購買本書？☐金石堂（含金石堂網路書店） ☐誠品 ☐何嘉仁 ☐博客來 ☐墊腳石 ☐其他：________________（請寫書店名稱）
2. 購買本書日期是？______年______月______日
3. 您從哪裡得到這本書的相關訊息？☐報紙廣告 ☐雜誌 ☐電視 ☐廣播 ☐親朋好友告知 ☐逛書店看到 ☐別人送的 ☐網路上看到
4. 什麼原因讓你購買本書？☐喜歡料理 ☐注重健康 ☐被書名吸引才買的 ☐封面吸引人 ☐內容好，想買回去做做看 ☐其他：________________（請寫原因）
5. 看過書以後，您覺得本書的內容：☐很好 ☐普通 ☐差強人意 ☐應再加強 ☐不夠充實 ☐很差 ☐令人失望
6. 對這本書的整體包裝設計，您覺得：☐都很好 ☐封面吸引人，但內頁編排有待加強 ☐封面不夠吸引人，內頁編排很棒 ☐封面和內頁編排都有待加強 ☐封面和內頁編排都很差

寫下您對本書及出版社的建議：

1. 您最喜歡本書的特點：☐圖片精美 ☐實用簡單 ☐包裝設計 ☐內容充實
2. 關於糖尿病的訊息，您還想知道的有哪些？

____

____

3. 您對書中所傳達的步驟示範，有沒有不清楚的地方？

____

____

4. 未來，您還希望我們出版哪一方面的書籍？

____

____